U0230202

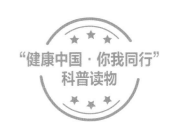

"健康中国·你我同行"
科普读物

科学守护
健康成长

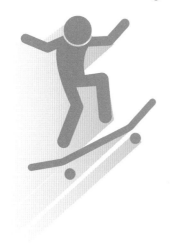

国家卫生健康委宣传司 组织编写

倪 鑫 主 编

人民卫生出版社
·北 京·

图书在版编目（CIP）数据

科学守护，健康成长 / 国家卫生健康委宣传司组织
编写；倪鑫主编. —北京：人民卫生出版社，2023.2
ISBN 978-7-117-34430-2

I.①科… II.①国… ②倪… III.①保健－青少年
读物 IV.①R161-49

中国国家版本馆CIP数据核字（2023）第018473号

科学守护，健康成长
Kexue Shouhu，Jiankang Chengzhang

策划编辑　庞　静　责任编辑 庞　静 杨　帅　数字编辑　杜鱼田
书籍设计　人卫源设计工作室　尹　岩 笪　希
组织编写　国家卫生健康委宣传司
主　　编　倪　鑫
出版发行　人民卫生出版社（中继线 010-59780011）
地　　址　北京市朝阳区潘家园南里 19 号
邮　　编　100021
E － mail　pmph @ pmph.com
购书热线　010-59787592　010-59787584　010-65264830
印　　刷　北京顶佳世纪印刷有限公司
经　　销　新华书店
开　　本　710×1000　1/16　　印张：22.25
字　　数　250 千字
版　　次　2023 年 2 月第 1 版
印　　次　2023 年 2 月第 1 次印刷
标准书号　ISBN 978-7-117-34430-2
定　　价　88.00 元

打击盗版举报电话　010-59787491　　E － mail　WQ @ pmph.com
质量问题联系电话　010-59787234　　E － mail　zhiliang @ pmph.com
数字融合服务电话　4001118166　　　E － mail　zengzhi @ pmph.com

党的二十大报告指出，把保障人民健康放在优先发展的战略位置，完善人民健康促进政策。习近平总书记强调，健康是幸福生活最重要的指标，健康是 1，其他是后面的 0，没有 1，更多的 0 也没有意义。

普及健康知识，提高健康素养，是实践证明的通往健康的一条经济、有效路径。国家卫生健康委宣传司、人民卫生出版社策划出版"健康中国·你我同行"系列科普读物，初心于此。

系列科普读物的主题最大程度覆盖人们最为关心的健康话题。比如，涵盖从婴幼儿到耄耋老人的全人群全生命周期，从生活方式、心理健康、环境健康等角度综合考虑健康影响因素，既聚焦心脑血管疾病、癌症、慢性呼吸系统疾病、糖尿病、传染病等危害大、流行广的疾病，也兼顾罕见病等人群福祉。

系列科普读物的编者是来自各个领域的权威专家。他们基于多年的实践和科研经验，精心策划、选取了广大群众最应该知道的、最想知道的、容易误解的健康知识和最应掌握的基本健康技能，编撰成册，兼顾和保证了图书的权威性、科学性、知识性和实用性。

系列科普读物的策划也见多处巧思。比如，在每册书的具体表现形式上进行了创新和突破，设置了"案例""小课堂""知识扩展""误区解读""小故事""健康知识小擂台"等模块，既便于读者查阅，也增加了读者的代入感和阅读的趣味性及互动性。除了图文，还辅以视频生动展示。每一章后附二维码，读者可以扫描获取自测题和答案解析，检验自己健康知识的掌握程度。此外，系列科普读物作为国家健康科普资源库的重要内容，还可以供各级各类健康科普竞赛活动使用。

每个人是自己健康的第一责任人。我们希望，本系列科普读物能够帮助更多的人承担起这份责任，成为广大群众遇到健康问题时最信赖的工具书，成为万千家庭的健康实用宝典，也希望携手社会各界共同引领健康新风尚。

更多该系列科普读物还在陆续出版中。我们衷心感谢大力支持编写工作的各位专家！期待越来越多的卫生健康工作者加入健康科普事业中来。

"健康中国·你我同行"！

专家指导委员会

2023 年 2 月

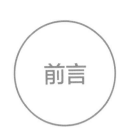

前言

　　儿童青少年（简称儿童）是祖国的未来，儿童健康事关家庭幸福。党和政府高度重视儿童健康，将儿童健康作为实施健康中国战略重要内容统筹推进，目前已取得显著成效，儿童健康水平整体上明显提高。在党的二十大报告中，习近平总书记强调：应贯彻以人民为中心的发展思想，紧紧抓住人民最关心、最直接、最现实的问题，采取更多惠民、暖民新举措，着力解决好人民群众急难愁盼问题，提高公共卫生服务水平，扎实推进健康中国建设。

　　为贯彻落实《"健康中国2030"规划纲要》和《健康儿童行动提升计划（2021—2025年）》，实现从"以治病为中心"向"以儿童健康为中心"转变，解决好儿童最常见的、最普遍的、家长最关心的问题，作为科学技术普及工作的纲领性文件，《关于新时代进一步加强科学技术普及工作的意见》提出：到2035年公民具备科学素养比例达到25%。为响应健康中国行动，提升儿童及其监护人的健康素养，我们要强化儿科医疗及保健科普工作，这不仅对实现健康中国有重要的促进作用，也是健康中国建设的应有之义。

　　只有从源头上做好疾病预防和健康科普工作，才能更好地提升儿童健康素养和健康水平，才能从源头上扎实落实健康中国战略。国家儿童医学中心北京儿童医院在国家卫生健康委的委托和指导下，领衔国内儿科领域知名专家共同撰写本书，以期调动每一个家庭积极投身到健康中国行动中来。

本书就儿童最常见、最重要、家长最关心的问题进行科普讲解，主要由两部分内容构成，第一部分为核心科普知识；第二部分为问题、答案和解析。语言力求通俗易懂，便于读者理解和掌握。编者在临床治疗及儿童保健方面具有丰富经验，编写过程参考最新指南，包涵生长发育、营养与膳食、身体活动、睡眠、肥胖、近视、常见疾病与症状、青春期性健康、发育和心理问题以及安全防护，共十章，竭诚为儿童及其监护人作好主动健康第一人，提供最基本、最实用的知识指南与就医指导，亦可供托幼机构、学校的卫生保健人员、有需要组织或参加儿童健康科普知识竞赛活动的机构和人员使用，以期为儿童全生命周期健康保驾护航。

儿童疾病有很强的专业特点，特别是婴幼儿不会表述且病情变化快，就更需要其监护人学会必要的技能。儿童疾病不仅对当下生长发育产生影响，更重要的是疾病的长期持续性和对整个生命周期健康的影响。因此，本书在编委们精心撰写下，反复修改、补充，力图深入浅出地、用科普的语言把最常见的、最重要的问题阐述清楚，历时 15 个月终于完稿。第一次撰写科普书经验不足，请广大读者朋友们多提宝贵意见，感谢对我们工作予以批评指正，以期再版修订时更加臻于完善。

倪 鑫

2022 年 11 月

目录

生长发育

营养与膳食

身体活动

睡眠

肥胖

近视

常见疾病与症状

青春期性健康

发育和心理问题

安全防护

生长
发育

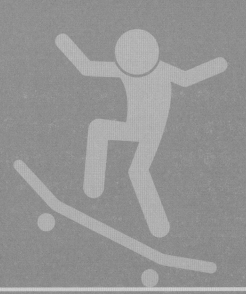

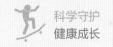

生长发育是儿童特有的生命现象，它开始于精子与卵子的结合，终止于青春期结束。良好的生长发育是人一生健康和发展的重要基石，就像高楼打地基一样，地基越牢固，楼层才能建得越高越结实。由于每个孩子的高矮、胖瘦、生长速度及发育的早晚都存在明显的个体差异，因此，养育孩子的家长知晓儿童生长发育的一般规律与不同发育阶段的特点，了解有利和不利于生长发育的各种因素，学会用简单的方法初步判断孩子的生长状况是否正常，这些对于早期发现生长异常或疾病具有重要意义。

孩子的生长发育

近年来越来越多的家长开始重视孩子的身高、体重问题，以及是否性早熟等，常常会因为孩子饭量小或身高较同龄儿童偏矮而焦虑不安。门诊中常见这样的家长，当医生问及孩子的生长情况，如：最近一年长了几厘米，什么时候开始生长速度变慢了？大多数的家长是回答不出来的，即使有身高、体重的测量数据，也不知道如何进行正常与异常的判断。其实，有关儿童生长发育的基本知识较容易掌握，通过了解儿童生长发育的一般规律、定期进行身高和体重测量，并将测量值与正常标准值或曲线进行比较，就可以大致了解孩子的生长发育状况，一旦发现与正常的规律不符，就需要找医生咨询。

小课堂

什么是生长发育？

生长是指全身大小、重量以及身体组成成分的变化，而发育是指身体各个器官和组织在功能上的分化和不断成熟。生长发育是一个复杂的动态过程，一般分为胎儿期、婴儿期、儿童期和青春期。任何一个时期出现异常，都会影响部分或整个身体的发育，这种影响有些是暂时的，可以恢复；有些则是永久的，难以弥补。因此，父母需要持续关注孩子的整个生长发育过程，而不是在你认为重要的阶段才给予重视。

 知识扩展

每个孩子都遵循的生长规律

（1）生长的连续性：生长过程是连续不断的，有时快、有时慢。一般年龄越小体格生长越快，出生后前 6 个月（尤其是前 3 个月）生长速度最快；6 个月后逐渐减慢，到青春期又猛然加快。出生后有两个生长高峰期：婴儿期和青春发育期。婴儿期是指 0 ~ 1岁，这个阶段是生长速度最快也是最容易受外界因素干扰的时期。婴儿期生长的好坏直接影响到幼儿期、儿童期的生长，而儿童期的生长又为青春期奠定基础。

（2）生长的程序性：一般生长发育遵循由上到下、由近到远、由粗到细、由低级到高级、由简单到复杂的规律。例如，出生后先会抬头，其次会抬胸，再会坐、站、走。头在胎儿和婴幼儿期首先生

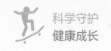

长，以后增长不多，所以新生儿和小婴儿在外观上表现为头大、身体小、四肢短；以后四肢的增长速度快于躯干，逐渐变得头小、躯干粗、四肢长。婴儿头部占身高的 1/4，到成年时头部仅占身高的 1/8。

（3）生长速度不一致性：身体中各组织、器官不是以同样的速度生长，也不是同时停止生长，即有的先长有的后长，快慢也不一致。例如，大脑的发育先快后慢，7~8 岁时脑的重量已接近成人；而生殖系统发育较晚，至青春期才开始启动，淋巴系统是先快而后回缩，皮下脂肪发育年幼时比较快，而肌肉组织则要到学龄期才发育加速。

（4）遗传和环境的共同作用：遗传的程序决定了生长发育的速度、各系统发育成熟顺序，但是这种程序不是固定不变的，在外界环境因素作用下也存在偏离的可能。因此，儿童的个体发育是在复杂的环境因素和先天素质相互作用中实现的。由于每个儿童的遗传和先、后天环境各不相同，因此无论身体形态、功能或心理发育都存在明显的个体差异。

体重的发育规律

昨天，四岁半男孩张小小的妈妈收到幼儿园的体检报告：张小小近一年体重没有增长，建议就医。据老师反映孩子在园吃饭挺好的，反而是周末在家里的时候饭量小，挑食，并且喜欢吃糖果、巧克力、薯片、饼干等零食。妈妈收到报告的第二天就急忙带着小小来医院的保健科看医生了，怕孩子身体有什么疾病或缺乏营养。

小课堂

体重是身体的总重量，是判断儿童生长和营养状况最重要的指标。儿科医生也常常需要根据孩子的体重来计算药量、静脉输液量等。

各发育阶段体重的增长速度

足月新生儿的正常出生体重在 2 500 ~ 4 000 克，平均为 3 200 ~ 3 300 克。大多数新生儿出生后会出现生理性体重下降，一般 3 ~ 4 天达到最低点，7 ~ 10 天可以恢复到出生时的体重，体重下降可达 200 ~ 300 克。

婴儿满月时一般增重 500 ~ 1 500 克，平均 900 克，生后第 2 个月和第 3 个月增重约 1 250 克和 900 克，4 ~ 6 个月平均每月增重 500 ~ 600 克，7 ~ 12 个月平均每月增重 250 ~ 300 克，全年共增重约 6.5 千克。由此可见，生后前 3 个月增长速度最快，以后随月龄增长逐渐减慢。一般生后 3 个月的体重约为出生体重的 2 倍，1 周岁体重约为出生体重的 3 倍。

1 岁以后体重增长变慢，1 ~ 2 岁内全年体重增长 2.0 ~ 2.5 千克，2 ~ 10 岁每年增长约 2.0 千克，青春期体重增加较快，男孩每年增重约 5 千克，女孩约 4 千克。

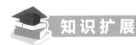 知识扩展

如何判断体重是否正常？

判断孩子的体重是否正常，首先要将其体重与同年龄、同性别

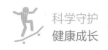

的儿童正常体重标准进行比较，具体见"0～18岁儿童、青少年正常体重参考值"。凡是体重在正常范围之外均属于异常，低于最低值为"低体重"，超出最高值为"高体重"，都需要找医生进一步评估解释。

0～18岁儿童、青少年正常体重参考值

年龄 / 岁	男性体重 / 千克			女性体重 / 千克		
	最低值	平均值	最高值	最低值	平均值	最高值
0.0	2.62	3.32	4.12	2.57	3.21	4.04
0.5	6.80	8.41	10.37	6.34	7.77	9.59
1.0	8.16	10.05	12.37	7.70	9.40	11.57
1.5	9.19	11.29	13.90	8.73	10.65	13.11
2.0	10.22	12.54	15.46	9.76	11.92	14.71
2.5	11.11	13.64	16.83	10.65	13.05	16.16
3.0	11.94	14.65	18.12	11.50	14.13	17.55
3.5	12.73	15.63	19.38	12.32	15.16	18.89
4.0	13.52	16.64	20.71	13.10	16.17	20.24
4.5	14.37	17.75	22.24	13.89	17.22	21.67
5.0	15.26	18.98	24.00	14.64	18.26	23.14
5.5	16.09	20.18	25.81	15.39	19.33	24.72
6.0	16.80	21.26	27.55	16.10	20.37	26.30
6.5	17.53	22.45	29.57	16.80	21.44	27.96
7.0	18.48	24.06	32.41	17.58	22.64	29.89
7.5	19.43	25.72	35.45	18.39	23.93	32.01
8.0	20.32	27.33	38.49	19.20	25.25	34.23
8.5	21.18	28.91	41.49	20.05	26.67	36.69
9.0	22.04	30.46	44.35	20.93	28.19	39.41
9.5	22.95	32.09	47.24	21.89	29.87	42.51

年龄/岁	男性体重/千克			女性体重/千克		
	最低值	平均值	最高值	最低值	平均值	最高值
10.0	23.89	33.74	50.01	22.98	31.76	45.97
10.5	24.96	35.58	52.93	24.22	33.80	49.59
11.0	26.21	37.69	56.07	25.74	36.10	53.33
11.5	27.59	39.98	59.40	27.43	38.40	56.67
12.0	29.09	42.49	63.04	29.33	40.77	59.64
12.5	30.74	45.13	66.81	31.22	42.89	61.86
13.0	32.82	48.08	70.83	33.09	44.79	63.45
13.5	35.03	50.85	74.33	34.82	46.42	64.55
14.0	37.36	53.37	77.20	36.38	47.83	65.36
14.5	39.53	55.43	79.24	37.71	48.97	65.93
15.0	41.43	57.08	80.60	38.73	49.82	66.30
15.5	43.05	58.39	81.49	39.51	50.45	66.55
16.0	44.28	59.35	82.05	39.96	50.81	66.69
16.5	45.30	60.12	82.44	40.29	51.07	66.78
17.0	46.04	60.68	82.70	40.44	51.20	66.82
17.5	46.61	61.10	82.88	40.58	51.31	66.86
18.0	47.01	61.40	83.00	40.71	51.41	66.89

资料来源：李辉，季成叶，宗心南，等. 中国 0 ~ 18 岁儿童、青少年身高、体重的标准化生长曲线 [J]. 中华儿科杂志，2009，49（7）：487-492.

值得注意的是相同年龄的儿童之间不仅会存在体重的明显差异，体重增加的速度和幅度也会不一样。因此，为了能更准确地评价体重增长是否正常，在儿童保健中，常常采用生长曲线图来定期监测孩子的体重变化。体重曲线图既显示了正常儿童的体重生长规律，又标明了正常的

体重曲线图的使用方法

体重的监测

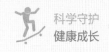

变动范围，并且使用简便，家长通过曲线图不仅能直观了解孩子的体重位置，也能通过曲线的变动了解孩子体重增长的速度是否正常。

 误区解读

孩子体重应该天天长

儿童体重不是匀速增长，通常年龄越小增长越快。1 岁后至青春发育前，每年增长约 2 千克，而且一般秋冬季节易于长体重，而炎热的夏季体重增长慢。因此，除婴儿外，短时间的体重不增不一定有问题。

身高的发育规律

身高是衡量人体健康和发育状况的重要指标之一。身高是指从头顶到足底的垂直距离，代表头部、脊柱和下肢长度的总和，反映全身的生长水平和速度。由于 2 ~ 3 岁以下小儿站立时测量不准确，所以采取仰卧位测量，测得结果为身长，身长较身高测得的结果约多出 0.7 厘米。

 小课堂

各发育阶段身高的增长速度

正常婴儿出生身长约 50 厘米。在生后前半年增长最快，前 3 个月每月平均增长 3.5 厘米，3 ~ 6 个月每月平均增长 2.0 厘米，6 ~ 12

个月每月增长 1.0 ~ 1.5 厘米。一般到 1 岁时共增长 25 ~ 26 厘米。身长的增长规律与体重一样，1 岁后逐渐减慢，1 ~ 2 岁内全年身长增长 10 ~ 12 厘米，以后每年增长 5 ~ 8 厘米。1 岁时的身长约为出生时的 1.5 倍，4 岁时的身长约为出生时的 2 倍。青春期受内分泌的影响，身高加速增长，出现生长突增，在青春期身高增长的高峰时期男孩 1 年平均增长约 9 厘米，女孩 1 年平均增长约 8 厘米。

 知识扩展

如何判断身高是否正常

判断一名儿童的身高是否正常，需要将其身高测量值与相同年龄、相同性别的身高标准进行比较，具体见 "0 ~ 18 岁儿童、青少年正常身高参考值"。通常用百分位法表示生长水平。百分位法是将 100 个人的身高按从低到高的顺序排列，排在第 25 至 75 位的属于 "中等"，第 75 至 97 位为 "中上等"，第 97 位以上为 "上等"，第 3 至 25 位为 "中下等"，第 3 位以下为 "下等"。

身高位于第 3 至 97 百分位内均属于正常。当身高低于第 3 百分位（最低值）时被视为矮小，超过第 97 百分位（最高值）以上则是过高。这时就需要找医生帮忙来判断孩子的生长是属于正常变异，还是真的出了问题。需要强调的是：由于生长是一个连续的动态过程，因此定期对身高进行测量来了解增长的速度有时比绝对身高更为重要，更容易发现问题。采用身高曲线图进行身高监测是十分有用的方式，一旦发现曲线逐渐偏离原有的走势而逐渐变平，需要及时找医生查查原因。

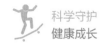

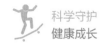 科学守护
健康成长

0～18 岁儿童、青少年正常身高参考值

年龄 / 岁	男性身高 / 厘米			女性身高 / 厘米		
	最低值	平均值	最高值	最低值	平均值	最高值
0.0	47.1	50.4	53.8	46.6	49.7	53.0
0.5	64.0	68.4	73.0	62.5	66.8	71.2
1.0	71.5	76.5	81.8	70.0	75.0	80.2
1.5	76.9	82.7	88.7	76.0	81.5	87.4
2.0	82.1	88.5	95.3	80.9	87.2	93.9
2.5	86.4	93.3	100.5	85.2	92.1	99.3
3.0	89.7	96.8	104.1	88.6	95.6	102.9
3.5	93.4	100.6	108.1	92.4	99.4	106.8
4.0	96.7	104.1	111.8	95.8	103.1	110.6
4.5	100.0	107.7	115.7	99.2	106.7	114.7
5.0	103.3	111.3	119.6	102.3	110.2	118.4
5.5	106.4	114.7	123.3	105.4	113.5	122.0
6.0	109.1	117.7	126.6	108.1	116.6	125.4
6.5	111.7	120.7	129.9	110.6	119.4	128.6
7.0	114.6	124.0	133.7	113.3	122.5	132.1
7.5	117.4	127.1	137.2	116.0	125.6	135.5
8.0	119.9	130.0	140.4	118.5	128.5	138.7
8.5	122.3	132.7	143.6	121.0	131.3	141.9
9.0	124.6	135.4	146.5	123.3	134.1	145.1
9.5	126.7	137.9	149.4	125.7	137.0	148.5
10.0	128.7	140.2	152.0	128.3	140.1	152.0
10.5	130.7	142.6	154.9	131.1	143.3	155.6
11.0	132.9	145.3	158.1	134.2	146.6	159.2
11.5	135.3	148.4	161.7	137.2	149.7	162.1
12.0	138.1	151.9	166.0	140.2	152.4	164.5
12.5	141.1	155.6	170.2	142.9	154.6	166.3

年龄 / 岁	男性身高 / 厘米			女性身高 / 厘米		
	最低值	平均值	最高值	最低值	平均值	最高值
13.0	145.0	159.5	174.2	145.0	156.3	167.6
13.5	148.8	163.0	177.2	146.7	157.6	168.6
14.0	152.3	165.9	179.4	147.9	158.6	169.3
14.5	155.3	168.2	181.0	148.9	159.4	169.8
15.0	157.5	169.8	182.0	149.5	159.8	170.1
15.5	159.1	171.0	182.8	149.9	160.1	170.3
16.0	159.9	171.6	183.2	149.8	160.1	170.3
16.5	160.5	172.1	183.5	149.9	160.2	170.4
17.0	160.9	172.3	183.7	150.1	160.3	170.5
17.5	161.1	172.5	183.9	150.3	160.5	170.6
18.0	161.3	172.7	183.9	150.4	160.6	170.7

资料来源：李辉，季成叶，宗心南，等．中国 0～18 岁儿童、青少年身高、体重的标准化生长曲线 [J]. 中华儿科杂志，2009，49（7）：487-492.

身高曲线图　身高的监测
的使用方法

 误区解读

身高要"达标"

将身高标准的平均值或第 50 百分位作为"达标"线是错误的，这意味着 100 人中有 49 个是不合格的。由于身高存在明显的个体差异，如果按身高从低排到高，那么排在前 3 位的孩子属于身材矮小，前 10 位可能存在生长不足，需要进一步结合生长速度进行评估。

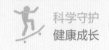

如何能让孩子长得高

　　家住北京的王女士身高 152 厘米，丈夫身高 161 厘米。因夫妻二人身高都不高，所以对刚出生不久的儿子非常关注，今天特意带孩子来生长发育门诊，希望得到医生的秘籍，如何给孩子最好的营养、最好的照护，将来身高能长到他们心目中的理想高度。

 小课堂 ● ● ● ● ● ● ● ● ● ● ● ● ●

1. 影响身高的因素

　　身高是遗传和环境相互作用的结果，其中遗传因素约占 70%。遗传决定了身高的生长潜力，而后天的环境因素（如营养、疾病、运动和合理的生活方式等）则决定了生长潜力是否能得到充分发挥。在孩子成长过程中，应多给予有利因素，克服不利因素，即为孩子创造良好的生长环境，供给足够而不过量的食物，均衡而不偏颇的营养；让孩子有足够的运动、充足的睡眠，保持身心愉快；预防和积极治疗疾病。这样就可以把先天所赋予的生长潜能充分发挥出来，达到自身的理想身高。

2. 长高的秘诀

　　（1）莫错过生长快速期：儿童生长发育有两个高峰时期，一是婴儿期，另一个是青春期。婴儿期是生长速度最快也是最容易受外界因素干扰的时期。婴儿期生长的好坏直接影响到幼儿期、儿童期的生长，而儿童期的生长又为青春发育期奠定基础。科学研究发现儿童 2 岁时的身高与其成年身高的相关性达到 80%，由此可见，2 岁前是身高增长的黄金期，千万别让孩子在生长快速期掉队，否则追赶起来相当困难。

（2）营养均衡，吃自然食物：充足和调配合理的营养是儿童生长发育的物质基础。充足的营养是指每天要摄入足够的热量和各种营养素，包括蛋白质、脂肪、碳水化合物、膳食纤维、维生素、无机盐和水。这些营养素均存在于谷物、蛋类、肉类、奶类、豆类以及蔬菜和水果等食品中。没有最好的食物，只有搭配最好的膳食。平时注意粗细粮和荤素合理搭配，就能保证孩子充足的营养。

（3）多做运动，玩在户外：在保证营养供给充足的前提下，体力活动是促进身体发育和增强体质最有效的方法。虽然运动本身并不能使遗传预定的身高增加，但是运动可以促进遗传潜力得到最大限度的发挥。平时生长激素处于低水平，运动可以刺激生长激素增加分泌，同时，运动还会促进新陈代谢，增强食欲，使孩子吃、睡得更好，从而促进骨骼肌肉发育。运动还可以消耗多余脂肪，在快速生长期预防肥胖。因此，要让孩子多享受阳光和新鲜空气，在户外玩耍、奔跑、跳跃。每天在户外活动的时间应不低于 1 个小时。

（4）充足睡眠是关键：促进长高的激素——生长激素，在睡眠状态下的分泌量是清醒状态下的 3 倍，所以保证充足的睡眠有利于长高。睡眠时肌肉放松，有利于关节和骨骼伸展。为使儿童有充足的睡眠，要注意培养良好的睡眠习惯，早睡早起，学龄期儿童入睡时间不能晚于 22 时。对于生长快速期的儿童，合理安排学习、锻炼、睡眠和休息是十分重要的。

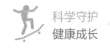
一昼夜所需睡眠时间因年龄而异，个体间也有很大差别。一般推荐 0～3 个月龄需 13～18 小时的睡眠，4～11 个月龄需 12～16 小时的睡眠；1～2 岁需 11～14 小时的睡眠，3～5 岁需 10～13 小时的睡眠；7～10 岁需 10 小时的睡眠，11～14 岁需 9 小时的睡眠，15 岁及以上需 7～8 小时的睡眠。

（5）心情愉悦长得快：要让孩子在一种轻松愉快的环境中成长，如果情绪一直受到压抑或爱哭闹，或者学习压力过大，会影响生长激素的正常分泌。因此，维持健康的心理发育是保证生长发育的重要条件之一。

（6）积极防病除障碍：各种引起生理功能紊乱的急慢性疾病对儿童的生长发育都能产生直接影响。其影响程度取决于病变发生的部位、病程的长短及病情的严重程度。一般急性疾病对生长的影响是暂时的，尤其是在身体营养状况良好的情况下，可以很快恢复。但反复的呼吸道感染和腹泻会明显阻碍儿童的生长发育。长期性疾病如慢性肝炎、慢性肾炎、哮喘、心脏病、贫血等均可影响身高增长。此外，如染色体异常、内分泌疾病、骨和软骨发育障碍等重大疾病引起的身高明显低于同龄儿，医学上称为病理性矮小。因此，积极防治疾病，对生长期的儿童有十分重要的意义，通过早期诊断和治疗，一些疾病造成的生长损害是可以得到完全或部分恢复的。

知识扩展

遗传身高的计算方法

一般父母长得高，子女长得也高；父母长得矮，子女长得也矮，按下列公式可以粗略得知遗传所确定的预计成年身高：

男孩成年身高（厘米）=（父亲身高 + 母亲身高 + 13）÷ 2 ± 7.5

女孩成年身高（厘米）=（父亲身高 + 母亲身高 − 13）÷ 2 ± 6

从上述公式中可以看出：预计的儿童成年身高是一个限定的变动范围，而不是一个固定的数字。也就是说，遗传因素确定了身高生长的可能范围，但其潜力能否最大限度地发挥出来更多取决于后天环境因素。

 误区解读

1. 理想身高可以定制

很多家长为孩子设计了自己心目中的理想身高，为此多方寻求长高秘诀，整日焦虑不安。其实一个人的身高如果可以定制，那遗传基因就是决定因素，后天环境因素是辅助因素，能促进身高潜力最大发挥。超出遗传范围的所谓"理想目标"是难以实现的。

2. 多吃肉能长高

许多家长误认为给孩子吃大鱼大肉就是讲究营养，其实不然。人体所需要的能量主要是从碳水化合物中获得，而蛋白质要在能量充分的前提下才能被身体充分利用。过多蛋白质的摄入，反而增加肝肾负担，容易造成消化不良，影响孩子食欲；另外，由于营养过剩导致的肥胖，还可能诱发性发育提前或性早熟，适得其反。

3. 多补钙能长个

不少家长只要觉得孩子长得慢或比同龄儿童矮，就会想到买钙

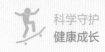

剂来给孩子吃。确实，缺钙不仅影响骨骼的生长，也使骨骼密度和强度下降。但补钙过量会影响食欲、引起便秘，甚至导致肾结石的发生等。科学试验表明单独补钙不能促进身高增长，没有维生素 D 的协助，钙不能被有效地吸收和利用。此外，食补优于药补，人体在吸收食物钙的同时，其他营养素也会同步摄入，这样才能使机体维持最佳的生理状态，这是任何人造钙剂都达不到的效果。牛奶、酸奶、豆类及其制品、绿叶蔬菜、五谷杂粮等食物中不仅富含钙及人体所需的其他营养物质，而且易于被机体吸收利用。只要平衡膳食，合理营养，科学进餐，定时定量，并配合适当运动，一般不会引起缺钙。

长得慢或身高矮怎么办

　　许多家长对孩子的身高很关注，当发现自己的孩子相比年龄相近的孩子身高偏矮或一段时间内没有明显增长，就怀疑自己的孩子是不是矮小或生长缓慢，那到底什么是矮小或生长缓慢？若是又该怎么办呢？

 小课堂 ● ● ● ● ● ● ● ● ● ● ●

1. **身材矮小与生长缓慢**

　　（1）身材矮小：是指身高较同年龄、同性别正常儿童身高标准低 2 个标准差或在第 3 百分位之下。即在人群中，按照统计学计算，大概有 2.3% ~ 3.0% 的人身高是处于矮小状态的。对应成年身高，中国男性身高低于 160 厘米，女性身高低于 150 厘米，属于矮身材。

（2）生长缓慢：是指身高增长速度低于相应年龄的正常生长速度，如 2 ~ 3 岁儿童 < 7 厘米 / 年、3 岁至青春期儿童 < 5 厘米 / 年，青春期儿童 < 6 厘米 / 年，则视为生长缓慢。

2. 矮小的原因

大多数矮小儿童属于正常的生长变异，只有大约 10% 可能是病理性的。导致矮小的原因很多，如：出生低体重、家族遗传因素、体质性因素、营养因素及各种全身性疾病、内分泌疾病、代谢性疾病、染色体病等都可引起儿童生长障碍，导致身材矮小。此外，精神因素也能引起生长缓慢，如孩子长期精神紧张、心情抑郁、孤僻及受虐待等。

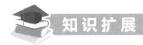 知识扩展

1. 身材矮小的判断标准

将孩子的身高测量值与"2 ~ 18 岁儿童、青少年诊断身材矮小的参照标准"中相应性别和年龄的数值进行对照，就能知道自己的孩子是否身材矮小了。

2 ~ 18 岁儿童、青少年诊断身材矮小的参照标准

年龄 / 岁	身材矮小的身高界值点 / 厘米	
	男性	女性
2	82.1	80.9
3	89.7	88.6
4	96.7	95.8
5	103.3	102.3

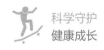

续表

年龄 / 岁	身材矮小的身高界值点 / 厘米	
	男性	女性
6	109.1	108.1
7	114.6	113.3
8	119.9	118.5
9	124.6	123.3
10	128.7	128.3
11	132.9	134.2
12	138.1	140.2
13	145.0	145.0
14	152.3	147.9
15	157.5	149.5
16	159.9	149.8
17	160.9	150.1
18	161.3	150.4

2. 判断生长速度慢与快的方法

生长速度的慢与快是早期发现生长偏离正常轨道的最简单有效的方法，不同年龄段生长速度不同，大致范围可参照"不同年龄段儿童的正常生长速度"。

不同年龄段儿童的正常生长速度

年龄	生长速度（厘米 / 年）
出生 ~ < 1 岁	23 ~ 27
1 ~ < 2 岁	10 ~ 12
2 ~ < 3 岁	7 ~ 8
3 ~ < 5 岁	5 ~ 7
5 岁 ~ 青春期前	5 ~ 6
青春期	高峰速度 男孩 9 ~ 12；女孩 8 ~ 10

3. 矮小儿童需要做哪些检查

确定矮小的原因，通常有经验的医生根据详细的病史询问和体格检查结果，基本就能做出初步的判断，然后可能还需要结合具体情况做一些化验或其他辅助检查如骨龄等来帮助做出诊断，以便指导后续的干预治疗。

由于导致身材矮小的原因很多，涉及的诊断方法面广，需要根据病史和体检提供的线索慎重选择，以免造成受检者的身体痛苦和不必要的过度检查。一般常规检查包括：血尿常规、肝肾功能、血糖、血脂、甲状腺功能、类胰岛素样生长因子 1（IGF-1）及骨龄等；对身高明显低于第 3 百分位、骨龄低于实际年龄 2 岁以上、年身高增长速度不正常的儿童需要进一步做特殊检查，如生长激素的激发试验、垂体其他激素的分泌功能检查、头部的磁共振成像检查等。对伴有外观异常或合并有多发先天性畸形者应进行染色体检查，所有矮小女孩应常规进行染色体核型分析。经过常规检查后仍然原因未明的生长严重迟缓和生长障碍儿须进一步做基因检测。

4. 矮小的治疗方法

根据不同病因制订个体化治疗方案。主要包括原发病治疗、促生长药物治疗以及饮食、运动治疗等。值得强调的是，对于矮身材儿童要先正确诊断才能治疗，治疗前须完善相关检查明确诊断。家长应充分了解病情、治疗的获益与风险，并非所有的矮小儿童都需要治疗或能够进行生长激素治疗，具有严格适应证才能接受相关治疗，诊疗需要规范化、专业化，治疗过程中应定期随访。

家长觉得孩子矮应该怎么办

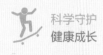

 误区解读

个矮必须做生长激素激发试验

引起矮小的原因很多，生长激素缺乏引起的身材矮小或生长迟缓仅占其中小部分，医生通常会根据详细的病史询问、全面体检以及骨龄检查、既往生长速度等线索决定是否需要做进一步的特殊检查如生长激素激发试验，而且此试验也不是诊断生长激素缺乏的唯一标准，因此不是每个矮小儿童必须要做的检查。

如何观察青春期发育

青春期是由儿童到成人的过渡期，它从体格生长突增开始，到骨骼完全愈合、身体停止生长、性发育成熟而结束。由于青春期生长发育存在巨大的个体差异，主要表现在青春期启动的时间、发育速度上，因此，正确判断一个孩子的青春期发育是非常重要的，否则易将正常误判为异常而过度焦虑或过度医疗，反之则贻误干预治疗时机。

 小课堂 ● ● ● ● ● ● ● ● ● ● ● ●

1. **青春期身高增长规律**

我国大多数女孩在 9~11 岁、男孩在 11~13 岁进入青春期；进入青春期后身高开始加速生长，1~2 年达到生长高峰期，每年身高增长女孩 8~9 厘米，男孩 9~10 厘米；青春期快速生长持续

2～3 年，通常女孩 13 岁、男孩 15 岁后进入青春后期，身高增长变慢，生长潜力剩余不足 5%。整个青春期女孩身高增长 25～26 厘米，男孩增长 28～30 厘米。由于男孩青春期开始年龄、身高增长高峰比女孩晚 2 年，加上生长速度大于女孩，所以最终成年身高男性比女性高 12～13 厘米。

2. 如何判断青春期发育进展

青春期身高快速增长是性激素与生长激素协同作用的结果。在青春早、中期，随着性激素水平的升高，生长激素也呈高分泌状态，两者协同作用促进身高快速增长。性激素女童以雌激素为主、男童以雄激素为主，到

青春期的评估

青春后期，性激素尤其是雌激素显著增加，会促进骨骺端的老化和融合，最终身高增长停止。由于性器官及第二性征的发育程度能反映青春期发育的进程及身体发育的成熟程度，因此在评价青春期生长发育中是不可或缺的重要指标。

知识扩展

1. 女童的性发育

突出表现是第一、第二性征和月经初潮。女性的第一性征是指生殖器官（卵巢、子宫、输卵管和阴道），大约 8～10 岁开始发育。女性第二性征是指乳房、阴毛、腋毛。一般乳房发育最早，早至 7 岁开始，晚至 12 岁。青春期启动后，大约在乳房发育半年后开始进入生长高峰期，持续 1～3 年，之后出现月经初潮。初潮以后身高剩余生长潜力平均 5～8 厘米。我国女孩平均月经初潮年龄

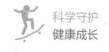

约 12.3 岁，变动范围为 10 ~ 15 岁。

2. 男童的性发育

男性的性征主要有睾丸、阴毛、外生殖器、腋毛，这些性征在形态上从开始发育到完全成熟有一定的规律性和时间性。睾丸大小反映男性性发育的程度，一般睾丸体积达到 4ml 提示进入青春期，达到 12ml 提示进入性成熟期。男性第二性征主要表现在阴毛、腋毛、胡须、变声及喉结出现等方面。阴毛开始发育的年龄从 11 ~ 16 岁不等，其发育速度和程度也不同。腋毛比阴毛一般晚发育 1 ~ 2 年。腋毛出现后 1 年左右胡须长出，额部发际后移，逐渐形成男性成年面貌。喉结从 12 岁开始出现，13 岁声音变粗，18 岁时喉结、发声器官的发育基本完成。我国男孩首次遗精的平均年龄为 14.3 岁。

3. 肥胖或消瘦干扰青春期发育

营养摄入是影响身体生长和体脂肪储备的重要因素，与儿童身高及性发育启动关系密切。超重肥胖的儿童，常常青春期发育提前，尤其女童更易出现性早熟，但重度肥胖的男童常常表现为性发育延迟、男性乳房发育。相反，消瘦的孩子因体重和体脂储备不足，难以启动青春期发育，导致其在很长一段时间内身高低于同龄儿童，即使在青春期启动后也可能因为性激素水平偏低，出现生长加速不明显、性发育进展缓慢，甚至出现月经紊乱、闭经等。

误区解读

乳房发育影响身高增长

许多家长一发现女儿乳房有硬结或开始增大，就焦虑万分，认为一旦发育了就意味着将来身高长不高，需要及时阻止发育。其实，每个孩子都要经历青春期，青春期启动时的年龄与身高水平、持续的时间长短及青春期的生长快慢等决定了最终成年身高。近年来，很多调查数据都显示青春期启动的年龄普遍在提前，但进入青春期的身高也在提高，青春期的持续时间并没有缩短，因此成年身高还在稳步增长。所以，不能盲目焦虑乱投医，需要进行青春期发育的科学评估，以及密切观察一段时间。

性早熟是怎么回事

莹莹是个9岁8个月的小女孩，前几天洗澡时发现右侧乳头下有个小硬结，摸着还有点痛，妈妈知道后很着急，一晚上都没睡好觉，第二天就带着莹莹去了医院。见到医生后一连串问了几个问题：孩子是不是性早熟了，发育了是不是就长不高了，需要药物治疗吗？

 小课堂

1. **什么是性早熟**

在青春期到来之前身高出现明显的增长加快并伴有女童乳房发

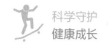

科学守护
健康成长

育或男童外生殖器、睾丸增大等提示可能性早熟。在临床上将女孩8岁以前出现第二性征（乳房发育）或10岁前月经初潮，男孩9岁前出现内外生殖器发育（睾丸增大、变声等）定义为性早熟。但由于人们生活环境及营养状况的不断改善，儿童进入青春期发育的年龄一代比一代提前，调查数据显示目前我国8岁前乳房发育的女童接近20%，因此，多数7~8岁女童出现性征发育可能属于性发育提前而非真正意义的性早熟。

2. **性早熟的原因**

性早熟可能由某些病理因素如中枢神经系统、肾上腺、生殖系统等的疾病或肿瘤引起，也可能由肥胖、外源性性激素的接触或环境激素的摄入引起，但大部分性早熟是找不到明确病因的，称为"特发性性早熟"。出现性早熟的儿童应首先明确病因，有器质性疾病者尽快干预。对于性早熟的儿童，需要评估其成年身高是否受损，以及早熟对身体、心理、同伴相处等方面的可能影响，综合评估后决定是否需要医学干预。

3. **性早熟的危害**

性早熟对孩子最明显的影响是身高受损。由于性发育过早，性激素在加速生长的同时也会促进骨骺提前闭合，导致生长期缩短，使成年身高偏矮或矮小。此外，由于身体发育与心理发育不同步，自控力跟不上身体发育速度，极有可能造成性行为提前。在心理上，由于体貌上与同龄人有较大区别，思想上会有包袱，如乳房早发育的女孩，会觉得不好意思而含胸驼背，有些还会产生自卑、压抑或抑郁的情绪。

性早熟病例
的评估

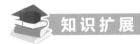 知识扩展

1. 遇到性早熟怎么办

孩子出现性早熟的迹象，家长往往非常紧张和焦虑，其实性早熟女童尤其 7 岁以后出现的乳房发育，绝大多数不是由于疾病造成的，在排除了病理因素后，只要对未来生长发育、健康及生育功能不造成负面影响，就不需要医疗干预，做到密切观察、定期随访就可以了。

2. 月经初潮后还能长多少

月经初潮是女孩青春发育的重要标志，家长一定要重点关注。

女孩身高增长最快的时期大约在月经初潮前 1 年，在接近初潮的 6 个月身高增长速度开始减慢，月经来潮后生长速度就明显慢下来，身高还可增长 5～8 厘米，初潮后再长 10 厘米以上的人有但不太多。月经初潮时骨龄一般达到 12 岁左右，月经初潮时的身高和骨龄对判断终身高有重要的意义，如果女孩初潮时小于 10 岁或初潮身高低于 145 厘米，应尽快找医生检查咨询，不要错过最后的干预时机。

 误区解读

性早熟的孩子成年身高肯定矮

性早熟的儿童由于骨骺闭合加速，所以或多或少会造成终身高的减损，但并非性早熟儿童成年终身高一定矮小。最终成年身高取决于开始发育时的基础身高、青春期发育的进展速度和持续时间，以及父母身高等几个因素。

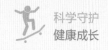
开始发育时如果身高较同龄儿高大即身高年龄超过实际年龄，则成年身高不一定矮，身高年龄超过实际年龄越多则成年身高受影响就越小。如果青春期发育进展速度快、持续时间短，在 2~3 年内发育成熟，则成年身高会明显受损；反之，虽然青春期发育早，但进展缓慢、持续时间长则成年身高不受影响。

以上情况主要取决于骨龄与身高增长之间的关系，如果骨龄增长速度与身高增长速度相对应，就有利于成年身高；如果骨龄增长速度大于身高增长速度，则不利于成年身高。此外，青春期生长模式与家族遗传密切相关，如果父母矮，孩子青春早期身高较高可能是早熟型生长模式，最终身高仍回到遗传确定的矮身材，而家族高身材儿童即使早发育，终身高可以不矮。由此可见，青春期发育是一个复杂的动态变化过程，需要密切观察和合理评估，家长一定不要因为发现孩子性发育了就乱了方寸，大多数孩子其实都能顺利度过青春期，不需要特殊干预，但前提是要找专业的医生进行正确评估，得到科学指导。

医生为什么要检测骨龄

妈妈发现 10 岁的儿子冬冬这些天额头上出现了一些小粉刺，声音也变得有些粗，心里一阵惊慌，莫不是孩子性早熟了？于是急忙带冬冬去医院就诊。医生测量了身高、体重，检查了身体后，告诉妈妈要先去照骨龄片，是否验血等看了片子后再决定。

小课堂

1. 什么是骨龄

儿童有生理年龄和生活年龄，通常我们讲的年龄，是指生活年龄，而骨龄是骨骼年龄的简称，它可以反映儿童的生理年龄。通过骨龄能了解儿童身高增长所消耗的生长潜力。一般骨龄越小，生长潜力越大，但这并不意味着骨龄越小越好。正常情况下，骨龄与实际年龄基本相符，相差不超过1岁。骨龄大于年龄1岁但不超出2岁为发育偏早；骨龄小于实际年龄1岁以上、但不超过2岁为发育偏晚；如果骨龄小于年龄2岁以上，则认为骨龄异常落后；若骨龄大于年龄2岁以上，则认为骨龄异常提前。

2. 骨龄检测方法

骨龄是根据骨骼在X射线摄像中的特定图像来确定的，通常采用左手为拍摄部位。目前临床常用的骨龄判断方法有两种：一种是与标准化的图谱进行对照比较来确定骨龄（图谱法），另一种是根据各个骨块的形态进行分级后计算评分（计分法）。图谱法简便但不够精确，计分法更全面客观、准确性高，但方法较烦琐、评估费时。需要强调的是：不同评估方法的评估结果会存在一定差异，不同评阅者之间也会存在一定差别，这就能理解为什么不同医生给出的骨龄结果常常会不一样。

如何测骨龄和评价骨龄

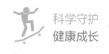

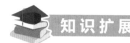 知识扩展 ///

1. 什么情况下需要测骨龄

由于骨龄相对于实际年龄的提前或落后能决定儿童的生长模式，对成年身高、女孩月经初潮、体型等有重要影响，因此骨龄检测和评估在临床医学中有广泛的用途，是许多影响儿童生长发育疾病的诊断、鉴别诊断及疗效观察的重要辅助手段。一些患有内分泌疾病如生长激素缺乏、甲状腺功能减退等儿童的骨龄明显落后于实际年龄，性早熟、甲状腺功能亢进等儿童的骨龄则明显提前，一些患有染色体和基因疾病的儿童也有异常的骨骼表现。因此儿童身材矮小、生长缓慢或生长速度过快等都应常规检查骨龄。此外，骨龄对于评价青春期发育进程有重要意义，对于青春期前后的儿童，最好检查一次骨龄，尤其是有早发育倾向的儿童，测骨龄可以准确评估孩子的发育程度和生长潜力，避免错过最佳干预时期。

2. 骨龄预测身高准确吗

（1）骨龄对于成年身高的预测有重要价值：身高偏矮但骨龄落后的儿童可能属于晚发育者，将来可以成长为正常身高者。骨龄落后，而身高中等或偏高的儿童，将来可能是高个子。骨龄提前，而身高偏矮者，将来很可能成为矮个子。身高偏高但骨龄也提前的儿童则属于早发育者，生长潜力较同龄儿小，最终不一定会长成高个子。

（2）单次预测价值有限，需要动态追踪：由于不同骨龄评价方法的差异以及青春期发育进程和持续时间的个体差异极大，单次的骨龄评估结果可能不准确，而且其预测身高只能反映孩子在当时发育状况下大概率会达到的成年身高范围，不能单纯依据一次的预测结果就判断孩子最终会长多高或者需不需要治疗。因此，儿童身高问题需要找专业的医师进行检查评估，不能盲目相信一次预测结果，综合评估和定期随访是很重要的。

 误区解读

每个儿童都应该常规检测骨龄

骨龄虽然可以准确地反映儿童的生理成熟度和生长潜力，但不是每个孩子都需要检查骨龄，尤其对于 6 岁以下的儿童，只有当儿童出现明显生长迟缓或生长速度过快时才应检查骨龄。一般 3 岁以下没有特殊发育异常的儿童，不建议常规检测骨龄，因为对临床的辅助诊断价值十分有限，也避免婴幼儿接触不必要的 X 射线。

重视儿童生长发育监测与管理

很多家长很在意孩子的生长发育，但不知道如何观察，通常盲目焦虑与就医，一到医院就要求医生做各种各样的检查，但被问及有无体检记录、孩子从小至今每年生长情况时，则一概答不上来。其实，只要家长提供孩子既往详细的生长记录，医生再结合详细的病史询问，一般很容易做出判断，没有必要做许多的辅助检查及化验检查。而且，来门诊的孩子中有相当一部分是不需要就医的，家长只要学会生长监测和生长评估方法，就能初步判断孩子的生长发育是否正常。

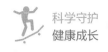
 小课堂 ● ● ● ● ● ● ● ● ● ● ● ● ● ● ● ● ●

1. 生长监测

对儿童进行定期、连续性的生长测量与评价就是生长监测。例如对一个 2 岁孩子的体重、身长进行测量，并与 2 岁的标准值进行对比，就能知道孩子现在的生长状况是否正常，半年后再次测量，测量值与 2 岁时测得的数据进行比较，就能知道半年中孩子的体重、身长的增长速度。这是了解一个孩子生长发育和营养状况最简单、直观的方法，也是早期发现疾病的重要手段，同时也是评估治疗和干预效果的重要依据。

2. 生长监测指标

（1）体重：与近、远期的营养状况均相关，低体重可能是能量和营养素供给不足、器官功能紊乱或慢性疾病导致的营养摄入障碍或吸收异常。高体重提示可能存在超重或肥胖，但是体重大的孩子常常身高也高，并不一定就是肥胖，最好要结合身高和体重一起看，才能更准确地判断是否超重或肥胖。常用的指标有身高别体重、体重指数（BMI）。

（2）身高：增长缓慢或停滞提示可能有较长时间的营养供应不足或疾病存在，身高增长过快可能是某些内分泌疾病的表现。

（3）头围：头围在生后前 3 年与快速的脑发育有关，可用于筛查婴幼儿潜在脑发育或神经功能异常的情况。一旦发现头围过大或过小，需要找医生进一步检查评估。

3. 生长监测频率

应该对儿童的整个生长发育期（0 ~ 18 岁）进行全程生长监

测。监测的频率为：6个月以内婴儿每月监测1次，6~12月每2个月1次，1~2岁每3个月1次，3~6岁每半年1次，6~18岁每年1次。对于生长异常、营养不良及患病的儿童应该适当增加监测频率。如果客观条件有限，也应争取至少每年监测1次。

知道了什么是生长监测，也初步掌握了生长监测的技能，接下来如何用生长曲线图进行生长监测及管理呢？

生长曲线图是观察和记录孩子生长发育过程、进行生长监测的最好工具。通过一张图可记载孩子成长的足迹，反映不同时期的生长和健康状况，它比一般的化验结果更加有价值。因此，作为家长，应该定期测量孩子的体重、身高和头围等身体发育指标，把不同时期的测量数据记录下来，并描记在生长曲线图上。具体方法如下。

（1）单时点评估：把某次的测量数据描记在选择好的生长曲线图上，如果描记的点落在曲线的范围之外，说明在这个时间点的发育可能有问题，就需要查找原因。

（2）多时点连续评估：将不同时间测量的数据描记在同一个生长曲线图上，将所有描记的点连接起来就形成了一条线，这条线就是孩子的生长曲线。如果曲线沿着图中的标准等级线逐渐向上，就说明孩子的生长速度正常；如果变平或下降，或快速上升，都应积极查找原因，以便及时发现问题并给予纠正。

知识扩展

如何绘制孩子的生长曲线图

（1）计算孩子确切年龄（或月龄），在横坐标上找到相应年龄。

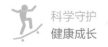

（2）沿此年龄相应的纵线找到孩子本次测量值的位置，即是本次测量的点。

（3）将连续不同时间每次测量的点连接成一条线，就可以得到孩子的生长曲线。

儿童身长、体重百分位生长曲线图

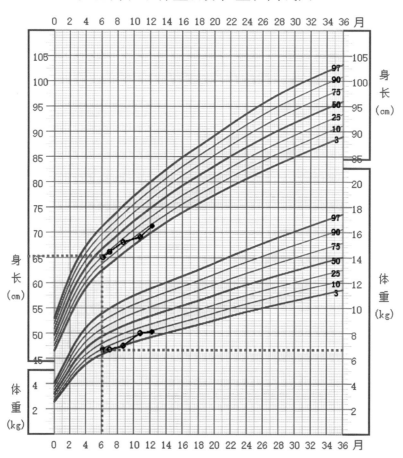

生长曲线图使用方法

中国 0～3 岁男童身长、体重百分位曲线图

姓名：＿＿＿＿＿ 性别：＿＿＿ 出生日期：＿＿＿年＿＿＿月＿＿＿日

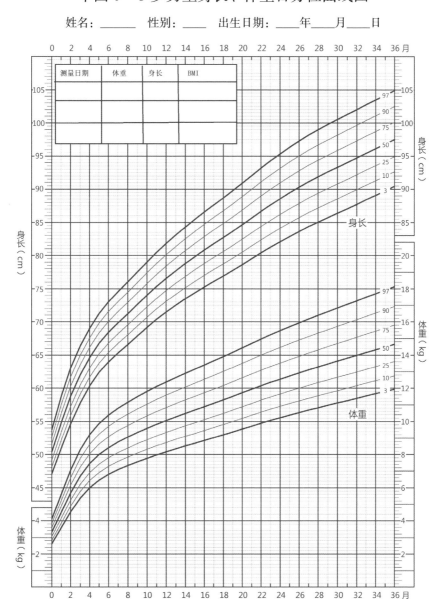

注：根据 2005 年九省 / 市儿童体格发育调查数据研究制定

参考文献：中华儿科杂志，2009 年 3 期

首都儿科研究所生长发育研究室　制作

0～3 岁男童生长曲线图

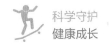

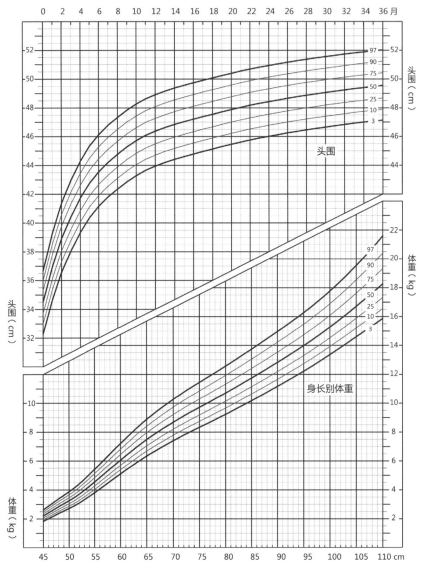

中国 0～3 岁男童头围、身长别体重百分位曲线图

姓名：_____ 性别：____ 出生日期：____年____月____日

注：根据 2005 年九省/市儿童体格发育调查数据研究制定

参考文献：中华儿科杂志，2009 年 3、4 期

首都儿科研究所生长发育研究室　制作

0～3 岁男童生长曲线图（续）

中国 0～3 岁女童身长、体重百分位曲线图

姓名：_____　性别：____　出生日期：____年____月____日

注：根据 2005 年九省／市儿童体格发育调查数据研究制定

参考文献：中华儿科杂志，2009 年 3 期

首都儿科研究所生长发育研究室　制作

0～3 岁女童生长曲线图

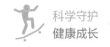
中国0~3岁女童头围、身长别体重百分位曲线图

姓名：_____ 性别：____ 出生日期：____年____月____日

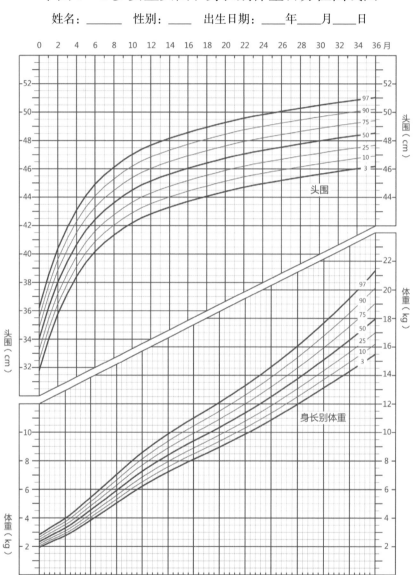

注：根据2005年九省/市儿童体格发育调查数据研究制定

参考文献：中华儿科杂志，2009年3、4期

首都儿科研究所生长发育研究室　制作

0~3岁女童生长曲线图（续）

中国 2～18 岁男童身高、体重百分位曲线图

姓名：_____ 性别：_____ 出生日期：_____年_____月_____日

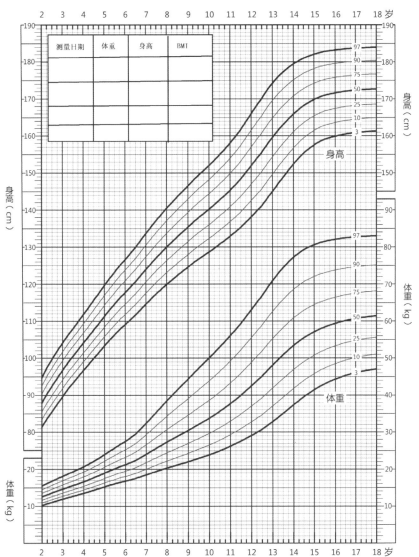

注：根据 2005 年九省／市儿童体格发育调查数据研究制定

参考文献：中华儿科杂志，2009 年 7 期

首都儿科研究所生长发育研究室　制作

2～18 岁男童生长曲线图

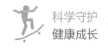
科学守护
健康成长

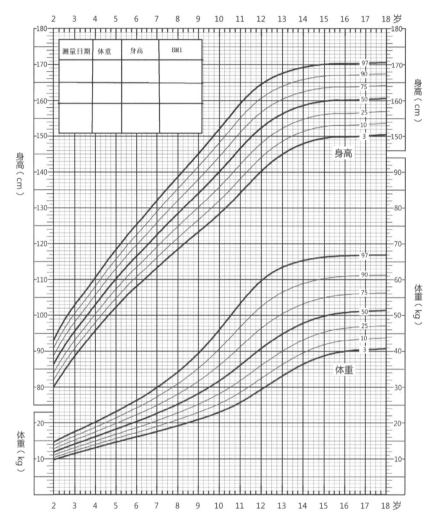

中国2～18岁女童身高、体重百分位曲线图

姓名：_____ 性别：____ 出生日期：____年____月____日

注：根据2005年九省/市儿童体格发育调查数据研究制定

参考文献：中华儿科杂志，2009年7期

首都儿科研究所生长发育研究室　制作

2～18岁女童生长曲线图

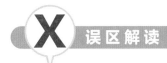

误区解读

检查比生长数据重要

　　在门诊中常见这样的情况：医生询问孩子既往生长情况，家长一概答不出，即使以前看过医生，让定期随访复查，下次看诊也不带病历或早已丢失，认为再次抽血或通过其他仪器检查就能知道原因了。其实，生长监测的连续数据非常重要，甚至比其他检查更经济、更有参考诊断价值。

　　答案：1. A；2. D；3. ×

健康知识小擂台

单选题：

1. 儿童身高生长的两个关键时期为（　　）

    A.学龄前期和学龄期

    B.婴儿期和儿童期

    C.儿童期和青春期

    D.婴幼儿期和青春期

2. 进入青春期快速生长阶段，儿童每年身高、体重增长
高峰可达到（　　）

    A. 5 ~ 8cm，2kg

    B. 10cm，2kg

    C. 8 ~ 10cm，3kg

    D. 8 ~ 12cm，4 ~ 5kg

判断题：

3. 孩子发育早了就一定长不高。（　　）

生长发育
自测题

（答案见上页）

营养与膳食

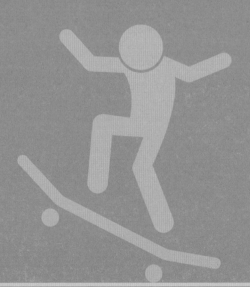

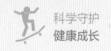

多年来，媒体的宣传已经让营养家喻户晓，知道营
养是儿童生长发育的基础。因此，很多家长将"营养" 营养与膳食
挂在嘴边：要给孩子加强营养，为孩子准备"最有营养
的食物"，同时还购买各种"营养保健品"。但是，家长需要知道
什么是营养，有没有"最好的食物"，甚至不少家长以为生长正常
的儿童需要额外补充蛋白粉、微量元素、营养包。

本章通过介绍一些营养的基本知识、喂养方法和常见误区，让
家长在养育孩子的过程中少走弯路。

食物好吃就是营养好吗

虽然营养与食物有关，但二者有区别。营养是机体从外环
境摄取食物，经过消化、吸收、代谢和排泄，利用食物中的营
养素和其他对身体有益的成分构建组织器官、调节各种生理功
能，维持正常生长、发育和防病保健的过程。营养表示的是一
种"作用""行为"或"生物学过程"，涉及食物选择的行为与社
会因素。因此，营养不等于需要的食物，更不是好吃的食物。

 小课堂　●●●●●●●●●●●●●●●●●●

1. 什么是营养素

营养素是食物中所含对人体健康有益的成分，包括蛋白质、脂
类、碳水化合物、维生素、矿物质、水 6 大类，膳食纤维包括在碳水
化合物中。这是很重要的营养知识，与我们每天选择食物密切相关。

食物营养素分类表

膳食营养素	主要功能
水	为人体提供液体,帮助调节体温
蛋白质	人体含量最丰富,提供能量,供给生长和组织修复所需的氨基酸
脂类	是浓缩能量来源,提供必需脂肪酸;帮助某些脂溶性维生素吸收,缓冲重要的器官,构成身体细胞
碳水化合物	提供能量的主要来源(40%~50%),主要为单糖、双糖和可消化的多糖(如淀粉、糊精、糖原等) 碳水化合物还包括膳食纤维。膳食纤维成分众多,分为可溶性膳食纤维和不可溶性膳食纤维。膳食纤维不被人体消化、吸收,但可增加食物的体积,影响粪便体积、性状和肠道微生态(为肠道定植菌提供代谢底物),参与清理肠道
维生素	人的生长和健康需要维生素,体内不能合成维生素,每种维生素参与代谢和免疫都有特定的作用;且身体的许多反应由几种维生素参与,任何一种维生素缺乏或过剩可影响或干扰其他维生素的功能
矿物质	无机物,参与构建人体组织,作为辅酶参与机体代谢,调节组织器官发育和免疫

2. 怎么获得各种营养素呢

我们每天吃食物就会获得宏量营养素与微量营养素。米饭、馒头、面条、肉、油等主食即是食物中三大宏量营养素（碳水化合物、脂肪、蛋白质）的主要来源，消化吸收后就产生我们生存需要的能量。除此之外，三大宏量营养素还有确保整个身体成分的作用。微量营养素的重要作用是保证身体的正常生命过程能持续进行。因为很多重要的营养素我们自身无法合成，要靠吃食物补充；且大多数食物都是某些营养素含量高，而另一些营养素含量低。如谷类食物中富含碳水化合物，主要供给身体活动需要的能量，其次

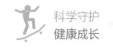
含代谢必需的 B 族维生素；但蛋白质含量少且质量差，脂肪含量低。蔬菜和水果类食物中矿物质、维生素含量高，但蛋白质、脂肪、碳水化合物含量也低。动物食物中蛋白质含量高，含身体需要的必需氨基酸，比例恰当，人体可充分利用，所以在营养学上被给予"优质"蛋白质的称呼。

食物的另外一个特点是：即使同一种食物，营养素含量由于品系、部位、产地、成熟程度不同而有较大差异。如红富士苹果含糖分较多、纤维较少；而秋金星苹果含糖较少、纤维较多。营养素的需求有个体差异，因个体需求与年龄不同，每个人体内含营养素量多少不同，身体代谢水平不同，因此对各种营养素的需要也不一样。

3. 每类食物所含的主要营养素相同吗

人们特别需要营养分类科普知识帮助选择食物。可按功能、具有的主要营养素将食物分为五大类，各类食物含的主要营养素不同。米、面、土豆等淀粉类食物主要提供能量、维生素 B_1；鱼、肉、蛋、豆类供给优质蛋白质、维生素 A、B 族维生素、铁、锌；水果蔬菜类供给维生素 C、叶酸、胡萝卜素、膳食纤维；奶制品类含钙、磷、锌、维生素 A、维生素 B_2、维生素 B_{12}、叶酸及油脂类供给能量。

含铁丰富的主要食物来源为红肉和肝脏，铁强化食品可提供足够的铁，如婴儿配方米粉；只要不是素食者，经常吃动物性食物如乳制品、肉类、蛋类等含丰富锌食物的儿童不会缺锌，更不需要补锌。"食欲差"的儿童需要寻找原因，不宜随便说儿童"缺锌""脾胃虚""积食"，或做推拿、捏脊。血清锌的检测比较复杂，临床难以进行。

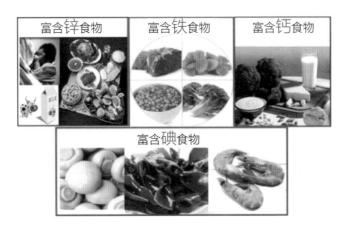

富含人体需要的重要矿物质的食物

　　维生素 A 主要有动物性食物和植物类食物的类胡萝卜素两大来源，乳类、肝脏含足量维生素 A，深绿色蔬菜叶和黄红色水果含丰富胡萝卜素，可在体内转为维生素 A；维生素 C 主要源于新鲜蔬菜水果。近年来家长很关心儿童钙的营养状况，为"不输给钙缺乏"，主动给儿童服各种钙剂。实际上牛奶就是丰富的钙营养来源，每 100 毫升婴儿配方含钙量为 50 ~ 60 毫克，每 100 毫升鲜牛奶的含钙量 > 100 毫克。正常儿童经常吃含钙丰富的食物，同时参加运动，一般不需要补钙。

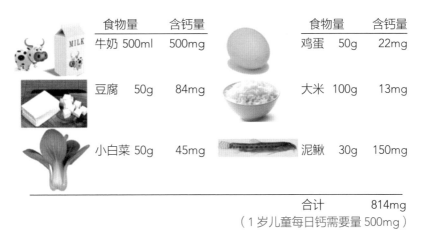

	食物量	含钙量		食物量	含钙量
牛奶	500ml	500mg	鸡蛋	50g	22mg
豆腐	50g	84mg	大米	100g	13mg
小白菜	50g	45mg	泥鳅	30g	150mg
			合计		814mg

（1 岁儿童每日钙需要量 500mg）

1 岁儿童 1 日食物中含钙量

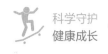

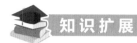

知识扩展

1. 每天吃主食很重要

因为主食米、面、谷类食物是我们身体需要的能量主要来源。什么是能量呢？能量就是人体所有活动、体重增加都需要的热量。中国的老话"人是铁，饭是钢"，就是吃饭增加能量的意思。因此，生存最重要的需求是主食。儿童的所有疾病中50%都与能量-蛋白质营养不良有关。奶汁（人乳或婴儿配方）含有比例恰当的各种营养素，包括蛋白质与能量，易于消化，所以婴儿营养最重要的是乳汁。

2. 年长儿童的食物中需要主食与富含动物蛋白食物

年长儿童需首先摄入谷类食物满足能量需求，其次是优质蛋白质。能量、蛋白质充足后，通常微量营养素也可满足日常需要，即玉米、大米、小麦、豆子、水果、蔬菜等含有所有微量营养素而不需要另外补充。因此，世界卫生组织对低收入国家营养政策是促进以食物为基础的研究代替现在微量营养素补充或强化食物的政策。我们推荐大家的营养来自"平衡膳食"概念。即每天吃的食物最好含比较全面的、有一定比例的营养素，又称合理膳食或健康膳食。但请不要将"平衡膳食"误解为"平等摄入"。因人体需要的食物营养素是有比例的，所以吃的食物量亦需有比例。不同年龄的人各种营养素的需要量是比较恒定的，任何一种食物营养素过量都会导致机体功能损伤。

3. 植物性食物也有蛋白质

人人都知道动物食物的营养价值高，是优质蛋白质，但植物中也含有蛋白质，只是其所含的氨基酸并不完全。中国人几千年的生活经验得出的食物合理搭配的经验，使蛋白质氨基酸互补，提高植物性食物蛋白质利用率。如小麦、米、玉米等缺乏赖氨酸，而豆类则富含赖氨酸，故谷类、玉米如配以大豆即可补充蛋白质及赖氨酸的不足。缺乏蔬菜会影响人的消化能力，发生口臭、食欲减退、腹胀、便秘等。所以我们的健康离不开植物性食物。但过多蔬菜水果对身体也没有好处。如家长给儿童选择的食物有过多蔬菜水果，或因当地生活习惯、经济文化水平给儿童吃过多蔬菜，可导致儿童其他的微量营养素如矿物质、维生素摄入不足。

4. 有"最有营养"的食物吗

自然界几乎没有一种天然食物是具有全营养价值的，或含所有营养素。所以只有比较有营养的食物，没有最有营养的食物。只要我们吃的食物品种尽可能丰富，获得的营养素也就更全面，营养素缺乏的可能性就少。比如白菜、胡萝卜、菠菜、白萝卜等，所含的营养素不同，经常轮换吃，就可以获得全面的营养素了。营养学家建议我们每天最好至少吃 5 种蔬菜，也有建议 12 种蔬菜，或每周 30 种蔬菜。动物食物中蛋白质含量高，建议儿童最好每天的蛋白质食物中1/2 是优质蛋白质。经常轮换吃动物性食物更好，可吃到不同蛋白质种类，还可以调换口味。

几十年前儿童最重要的营养就是鸡蛋。现在的生活条件允许儿童每天有鸡蛋吃，还有其他优质动物蛋白质。如黄豆是植物蛋白，营养价值高。蛋白质的名称来自希腊单词"protas"，意思是"头等重要"，即人体所有生命活动都不能离开蛋白质，换句话说没有蛋白质就没有生命，但实际生活中也并不是食用蛋白质多多益善。如

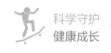

给 1 ~ 2 岁幼儿每天吃太多动物蛋白质，肉、鱼、蛋类超过 50 克 /日，导致胃排空减慢，影响吃其他食物，儿童反而表现为食欲减退、消瘦。所以动物性食物亦不宜过多，影响消化功能。任何食物再好，都不可过量。

 误区解读

1. 汤鲜美就是有营养

鱼（肉）汤、大骨头汤与动物性食物有关，所以一般人总以为鱼（肉）汤、大骨头汤最有"营养"。其实所有的汤里 90% 以上是水，"鲜"只是含有少量氨基酸而已。为什么许多家长听老年人说鱼（肉）汤、大骨头汤最有"营养"呢？这与老年人的经历有关。因为 20 世纪 70 年代以前大部分中国人生活水平低，家里人口多，肉少做成汤可以"人人分享"。同样，大骨头汤的"营养"主要是骨髓中的脂肪，对当时贫困家庭是"价廉物美"的食物，但对现在生活条件改善的国人来说大骨头汤应该属于营养价值低廉的食物。

2. 稀粥与米饭的营养价值相同

稀粥容易消化是因其所含的水很快从小便排出体外，实质性成分太少，也就是食物含量少。所以汤与以水为主的食物营养学上称"能量密度低"。什么是能量密度低呢？意思是同样重量的食物因含水分的差别营养价值不同。如用 30 克米加水熬粥为 100 克，再用 60 克的米加水煮米饭 100 克，这样同样重量的一碗粥与一碗米饭的米重量不同，即含水分多的粥中米少，产生能量低。所以经常以粥为主食的儿童虽然"顺利"喝完，但儿童从喝的稀粥中得到的大米少，能量低，常常致体重不足。一般发展中国家给婴幼儿引入的食物多是含水较多的家庭制作传统食物，不仅种类单一，能量密度也普遍偏低，如稀粥、汤面、羹汤、肉汤，能量密度多在 0.2 卡 / 克左右，远远低于米饭、面食（0.6 ~ 0.8 卡 / 克）。所以汤水多的食物不是有营养的食物。

3. 儿童需要多吃杂粮

现在不少"养生堂"推荐多吃杂粮。虽然杂粮也是谷类食物，但营养价值不如米面。如谷类食物蛋白质的生物学价值：大米为 77、小麦 67、玉米 60、高粱 56、小米 57。这就可以理解以前因为贫穷，农村妇女生孩子喝小米汤。当时小米汤已是比较好的食物了，但营养价值肯定不能与鸡、鱼、肉、蛋比。现在不少成人消化能力比较强，营养过剩，需要降低能量，所以建议吃点杂粮或粗粮。儿童宜选择质量较高的谷类如米、面。

4. 多吃核桃可补脑

民间有"以形补形"的说法，认为核桃果仁形似人的大脑，儿童吃了有助大脑发育。但这种浅显的比喻并不科学。核桃属坚果，坚果含脂肪比较多，不易消化。坚硬的颗粒状坚果存在某些安全隐患，不仅可致幼儿窒息，如果儿童对坚果花生过敏，还可以致命。虽然核桃、芝麻、花生是营养价值较高的食物，但是油料食物不宜作为儿童的常规食物，核桃、芝麻、花生打成的糊更不是婴幼儿的理想食物，故各国营养指南都不建议给 < 3 岁儿童吃坚果。

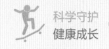

营养与生命早期 1 000 天

2010 年 4 月在纽约召开的儿童早期发展营养国际高层会议上，各国专家一致认同母亲和儿童是改善营养的关键，并在全球推动以改善婴幼儿营养为目标的 1 000 天行动，即生命最初 1 000 天。世界卫生组织将生命早期 1 000 天定义为一个人生长发育的机遇窗口期，这期间的营养状况与一生的健康状况密切相关，生命早期 1 000 天的营养不足对儿童发育造成的损伤是不可逆转的。改善母亲和儿童营养状况有很高的成本效益，对改善儿童的认知发育、个人收入和经济增长有很高的回报。

 小课堂

1. **生命早期 1 000 天**

从母亲十月怀胎 280 天（28 天 / 月 ×10 个月 = 280 天）到生后 2 岁（365 天 ×2 年 = 730 天），共 1 000 余天，简化为 1 000 天。

2. **儿童早期发展**

指从胎儿期到学龄前期儿童的体格、心理和社会能力等发育潜力的全面发展，是儿童健康的主要组成部分，更是人的一生健康和能力的基础，其中胎儿至 2 岁是儿童生长发育的关键时期，是人一生中体格生长速度最快的时期，同时也是神经系统发育的关键时期，为人的一生健康奠定了最牢固的基础。

3. 营养是影响儿童早期发展的重要环境因素

从受精卵到各个生命历程中，机体的健康始终受到遗传因素、环境因素以及两者之间交互作用的影响，而营养是人类最主要、最基本的生命需求，也是影响儿童早期发展的主要环境因素，尤其是处于生命起点及发展特殊阶段的胎儿和婴幼儿。

 知识扩展 ////

1. 生命早期 1 000 天的重要性

生命早期 1 000 天是胎儿和婴幼儿的身体和大脑快速生长和发育的关键期。

（1）胎儿期是生命最早期的发育阶段，是组织和器官形成的关键期，因此需要最好的营养供给；从胚胎形成到长成"有模有样"的小胎儿，器官、组织与系统逐渐形成、功能逐渐完善；但也是最脆弱期，母亲生活环境（为胎儿提供宫内环境）不友好，能让小生命发生各种异常，而且越早期对胎儿的影响越明显。

（2）婴儿期（出生～1 岁以内）的营养不良增加患病和死亡风险，不仅延缓婴儿的认知和生长发育，还会导致不可逆的长期损害。

（3）幼儿期（1～2 岁）的营养不良、不良的抚育方式与行为以及环境危险因素暴露等，不仅增加幼儿期的疾病发生风险、延缓甚至损害生长发育和认知能力的发展，还会导致不可逆的长期损害。

人一生的健康、免疫功能和慢性疾病发生风险（如肥胖、高血

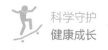
压、糖尿病、血脂异常、骨质疏松等）都与生命早期的营养状况与危险因素暴露有关。因此，生命早期1000天是保证儿童健康发育和预防多种慢性病的关键"窗口期"。

2. 早期投入的成本效应

美国芝加哥大学经济学教授詹姆斯·赫克曼是2000年诺贝尔经济学奖获得者，他通过多年的研究证明，不同时间的投资，其成本效益存在显著差异，即儿童早期的投入回报率远远高于成人期。如每投入1美元，0~3岁时的回报是8美元；3~4岁是7美元；小学是3美元；大学是1美元；成人则是负的。国家和家庭对0~3岁儿童进行投资，回报率最高。2009年后，已有70个国家将生命最初的1000天作为干预的机遇窗口，主要开展营养干预项目，被全球经济学家公认为是世界发展投资最好的项目。

3. 生命早期1000天营养策略

"联合国营养问题行动十年（2016—2025）"重点提出孕产妇和婴幼儿营养的计划，强调改善孕前营养状况，保持孕期母亲体重适当增加和充足微量营养素摄入，防止孕期营养不良或过度能量摄入导致的孕期糖尿病和代谢紊乱，进而降低子代患慢性疾病的风险。保证婴儿6个月龄左右是纯人乳喂养，并逐渐引入一系列适量、安全和营养素密集的其他食物；母亲乳汁好，同时婴幼儿生长良好时，不影响婴儿摄入其他食物，人乳喂养可至2岁左右。

为什么鼓励婴儿早期人乳喂养

　　还有 2 个月，年轻的艾先生和琴女士夫妇就要为人父母了。为了让婴儿出生后长得好、健康，艾先生和琴女士与两家的父母商量新生儿选择什么喂养方式。艾先生的母亲说以她自己的经验，最方便的是人乳喂养。琴女士的母亲则认为人乳喂养麻烦，还不如吃婴儿配方方便，婴儿还长得胖；她的朋友也建议还是要准备婴儿配方，而且最好是进口的，不但推荐了琴女士一大堆品牌，还告诉婴儿配方要分年龄段喂，还有其他高蛋白奶粉、益智配方奶、高钙奶粉等。复杂的配方市场让年轻的艾先生和琴女士夫妇手足无措，他俩是工薪阶层，尽管父母会资助，但夫妻俩还是决定先请教医生。医生指导夫妻俩学人乳喂养相关知识，接受医生的建议，积极作好人乳喂养准备，并在产后 30 分钟即让新生儿吃到第一口母亲的乳汁。

 小课堂

1. **人乳喂养为什么是最好的**

（1）人乳是自然界的选择：像所有哺乳动物一样，人乳是妈妈给婴儿最珍贵的礼物，人乳喂养不仅让小婴儿易消化吸收，还可帮助抵抗疾病，所以对儿童健康成长有不可替代的作用。

（2）人乳营养全面：除维生素 D 需要补充外，人乳营养生物效价高，能提供婴儿早期生长发育所需要的能量和各种营养素。

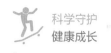

（3）人乳有丰富的免疫成分：如特异性抗体、免疫细胞和细胞因子，是牛奶配方不可能具备的成分，可帮助抵御病原体侵入体内，保护婴儿减少腹泻和呼吸道感染。

（4）人乳含多种生物活性因子：也是牛奶配方不可能具备的成分，能促进肠道细胞生长，促进修复损伤的肠黏膜。

（5）人乳中含有激素类物质：参与调节新生儿的食物摄入和能量平衡，在新生儿获得能量后发出信号，让新生儿知道自己该停止或继续补充能量，降低儿童超重／肥胖的风险。

（6）有助于母子情感交流：母亲哺乳帮助建立亲子关系，有益婴儿心理行为发育。这些是婴儿配方喂养的不足之处。

（7）人乳喂养经济实惠、方便省时：母亲乳房分泌的乳汁不定时、不定量，随时满足婴儿需要。

2. 什么情况下宜采用婴儿配方喂养

（1）配方的来源：以前我们曾经用未加工的兽乳喂养婴儿，但那是当年不得已而为之的方法。现在中国发展了，有条件给自己的婴儿选择最好的食物。营养学家的研究告诉我们未加工的牛乳是适合新生小牛的营养，人类的新生儿体重平均只有 3 千克，比小牛小十几倍，牛奶蛋白质、脂肪、矿物质含量高，所以不适合人类新生儿消化道、免疫系统、肾脏发育水平。因此，应用科学技术对牛乳进行加工改造，使其营养素成分尽量"接近"人乳，并适合婴儿的消化能力和肾功能。改造后的牛乳称为婴儿配方。即便如此，目前尚难以添加制备或保持人乳系统中的各种活性物质。

（2）配方的适用指征：部分母亲人乳分泌不足时需要给婴儿补充配方，或母亲无法用自己的乳汁喂养婴儿时需采用婴儿配方喂养。如母亲患严重疾病（心脏病、肾脏病、高血压、心功能不全等）时无法哺乳；或母亲乳头严重裂伤、患乳腺炎，影响哺乳；或母亲正在服药治疗精神病、癫痫，接受放射性碘治疗；或母亲患急、慢性传染病活动期，如艾滋病、病毒性肝炎；或母亲近期接触有毒化学物质或者农药等。

（3）婴儿配方的选择：年轻的父母们不要被超市里琳琅满目的配方迷惑，实际上各个品牌的主要营养素含量基本一致，因为各个商家必须按国家法规生产配方。配方不是越贵越好，也不是便宜的配方营养就会差。家长需要选择正规厂家生产的配方。一般正常健康的新生儿或婴儿选择与年龄相适应的普通配方即可。早产儿、过敏婴儿以及一些患有特殊疾病的婴幼儿，需要在专业医生的指导下选择特殊配方。

知识扩展

1. 母亲怎么才能有充足的乳汁

母亲乳房分泌乳汁主要由婴儿频繁吸吮和母亲心情愉快2个条件决定，这2个条件与母亲垂体有关。因新生儿吸吮的次数越多，刺激乳腺分泌的垂体激素也分泌越多，乳汁产生就多，即民间说的"乳汁越吸越多"。所以各国都主张让新生儿尽早吸乳有利于产妇尽快分泌乳汁。正常分娩后15分钟就可以让新生儿俯卧在母亲胸前，新生儿凭嗅觉可自己发现母亲的乳头吸吮。同时，乳母的情绪、心理及精神状态与下丘脑有关，下丘脑又与促进或抑制乳汁的垂体分泌有关。因此，除了频繁喂哺新生儿，乳母的健康心理状况、预防产后抑郁、保持愉悦心情和喂养的信心同样重要。此外，要保障乳母适宜的营养

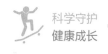

和充足的睡眠。

2. 人乳喂养间隔时间

健康足月的新生儿，出生后的 2～3 个月内尤其是前几周应按需喂养，按需哺乳是人乳喂养取得成功的关键之一。胎儿出生前随意在宫内吸吮羊水，出生后还未习惯宫外生活，不宜定时哺乳。同时，新生儿胃容量小，需频繁喂养以满足营养与液体量。通常新生儿可吸吮母亲的乳房 8～12 次／天，有的甚至更多。但随着婴儿年龄增长，胃容量增加，应从早期的按需喂养逐渐过渡到定时规律喂养。3～4 个月龄后，婴儿胃容量逐渐增大，摄乳量增多，喂哺间隔延长，喂奶次数减少。4～5 个月龄的婴儿通常 3～4 小时哺乳 1 次，每天喂哺 6～7 次，营养已充足，夜间可不再喂养。如母亲仍延续小婴儿的哺乳方式——夜间喂养，婴儿夜间吃饱活动少，白天没有吸吮奶的欲望，就出现传言中的"厌奶期"。实际上中外医学书从来就没有"厌奶期"这样的描述。同时，夜间频繁哺乳也影响母亲休息。什么方法可让婴儿不再依恋夜间吃奶？聪明的妈妈要提前想到这个问题，最简单的方法是提前准备分床睡眠，晚上没有妈妈奶味的诱惑，婴儿自然就不会缠着妈妈吸吮了。

3. 如何识别婴儿早期饥饿信号

新手妈妈要学习观察喂养过程婴儿用动作、面部表情或语言表示饥饿与饱足时的暗示，并迅速做出适当反应。如婴儿扭头或推开乳头，提示婴儿吃饱了；吸空母亲的两个乳房后，婴儿仍然吸吮乳头或舔嘴唇，提示可能还不满足。判断婴儿配方喂养的情况与人乳喂养类似。婴儿配方喂养时，如婴儿吃完冲调的液体配方有剩余，提示婴儿饱了；奶瓶很快吸空则可能欠量。

最重要的是让母亲相信"婴儿有自己决定进食量的能力",即不宜强迫婴儿进食。与成人一样,婴儿进食量可以有波动,不是每次都相同。评估进食量需要至少1个月时间,如果婴儿奶量波动影响体重,应与儿科医生讨论原因。

4. 母亲乳汁不足怎么补充婴儿配方

部分母亲乳汁开始不足时,可给小婴儿补充部分婴儿配方,叫"补授法"。要求每次哺乳不管母亲乳汁量多少都是母亲先喂哺婴儿,喂完后婴儿能安静睡觉或玩耍,提示此次奶量可满足婴儿需要,不需要另外补充婴儿配方;随后每次哺乳均照此进行,一旦母亲的2个乳房都吸空了,婴儿仍不满足,出现哭闹不安时,母亲再用婴儿配方补充。这种情况发生几次补充几次,为"缺多少补多少"的"补授法"。补授婴儿配方的同时,继续维持婴儿吸吮,刺激母亲乳房分泌。婴儿早期不宜采用人乳与婴儿配方交替喂养,这样会减少婴儿吸吮母亲乳房的机会,母亲乳汁会逐渐减少;也可能过多补充婴儿配方,婴儿体重增加过快,甚至超重。

5. 完全普通配方喂养的婴儿每天多少摄入量合适

健康新生儿可控制自己的摄入量,并随年龄的增长增加奶量。一般用婴儿体重估计奶量,约150毫升/千克。婴儿配方喂养的新生儿液量可达450~600毫升/天,3~4个月龄后婴儿的液体配方量逐渐增加,800~900毫升/天。若总量超过1 000毫升,提示婴儿消化能力强,可给婴儿进食其他食物。

6. 纯人乳喂养的婴儿为什么出现几天无大便的现象

因为人乳的营养非常适合婴儿消化功能,婴儿几乎可消化吸收所有成分,所以婴儿的粪便形成比较少。约1/3的小婴儿前3个月

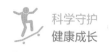

至少有 1 次 3 日无大便；一般 3 周龄后婴儿大便次数逐渐减少。多数 5 周龄内的小婴儿可以 3 日，甚至达 10 日左右无大便。2 ~ 3 个月龄人乳喂养与配方喂养婴儿大便次数逐渐相近。3 个月龄后每天平均 2 次大便。虽然无固体食物的 2 ~ 3 个月龄婴儿常常 4 ~ 5 日无大便，肠蠕动少，可持续几周，但不是便秘。如婴儿一般情况好，体重增长正常，玩耍如常，几天无便不是疾病所致。

7. 什么样的喂养姿势比较妥当

哺乳时母亲应选择自己与婴儿都可维持较长时间的哺乳姿势，同时母、婴也可享受哺乳过程的情感交流。母亲采用让抱婴儿侧的脚踏在小板凳上的哺乳姿势能使哺乳过程身体放松，乳汁易顺畅地吸出。哺乳时婴儿的姿势也要舒适，婴儿头和肩放在母亲手臂上，母亲用手掌托住婴儿臀部，使婴儿头和身体呈一直线。

婴儿配方喂养时母亲和婴儿也宜体位舒适。喂养时奶瓶稍横放，让奶嘴充满乳汁，避免婴儿吞入过多空气。

8. 怎么保存母亲多余的乳汁

有些母亲分泌的乳汁量大，超过婴儿的需要，可将多余的乳汁挤出，存放于专门的储奶袋中冷冻起来，以备自己的孩子需要时使用；同时，鼓励母亲将多余的乳汁捐至当地人乳库，帮助住院早产儿实现人乳喂养。

家庭人乳贮存方法：①短期（< 72 小时），在不超过 4℃的环境下贮存；②长期（< 3 月），应该在低于 − 18℃的冰箱中贮存；③储奶袋须标记储存时间以防止过期。

给婴儿喂养贮存人乳前，需将储奶袋放温水浴中解冻。化冻以后将储奶袋放入 50℃的温水加温，倒入奶瓶食用。注意：①不可用微波炉加热，避免冷热不均烫伤婴儿，也避免微波破坏乳汁中的营养成分；②解冻后的乳汁如超过 24 小时，须丢弃，不宜反复冷冻。

 误区解读

1. 婴儿频繁吃奶是奶量不够

新生儿宜频繁吃奶，甚至几十分钟就要吃奶，这并不是饥饿的信号，更不是母亲乳汁不够，是新生儿需要。新生儿频繁吃奶是胃容量小，生长快需要较多营养和液体；同时出生后仍保留一段时间宫内任意吸吮羊水的习惯，所以需要"按需哺乳"。母亲既要掌握按需哺乳的原则，也要避免把喂奶当作安抚新生儿的方法。通常 24 小时可吃 8 ~ 12 次奶，有的甚至更多。

如果 3 个月龄的婴儿，生长发育良好，仍然每隔 1 小时左右就要吃奶，可能与婴儿比较旺盛的"吸吮需求"有关，通过吸吮来缓解紧张焦虑或其他不安的情绪。妈妈应该在尽量满足婴儿需要的同时，学会安抚婴儿，丰富婴儿的生活内容，比如给婴儿唱歌、出门散步、看卡片、讲故事等。总之，妈妈既要掌握按需哺乳的原则，也要避免把喂奶当作安抚婴儿的唯一手段。

2. 妈妈产后要"特别营养"或"大补"

过去很长一段时间，中国老百姓生活水平比较低，妇女只有在产后才稍有营养补充。久而久之，老百姓以为产妇需产后"特别营养"或"大补"才会有奶水。人类繁衍后代与其他哺乳动物一样，是一个自然的生理过程。正常情况下母亲"十月怀胎"，胎儿逐渐发育，而母亲的健康也不会受到损害。母亲产后只需要适当补充营养、摄入充足

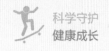

的液体。过度补充营养,例如每天 10 个鸡蛋、半只鸡,油腻食物与汤不断,这样过度的"补充"不仅不能增加乳汁量,还会增加产妇消化道和肾脏负担,产妇也可能从此肥胖或患高血压。同时,乳汁中脂肪含量过高,超出婴儿消化吸收能力,不仅不利于婴儿生长发育,反而增加以后超重 / 肥胖的危险。2013 年中国营养学会组织编写的《中国居民膳食营养素参考摄入量》建议乳母的能量比平时增加 500 卡,相当于大米 100 克、牛奶 250 毫升;《中国居民膳食指南(2022)》中,建议哺乳的母亲要有足够蛋白质摄入,约 120 克荤食(鱼、禽、瘦肉)+ 50~75 克鸡蛋、1 杯牛奶即可。每次哺乳后母亲适当补充液体量,如喝水、牛奶、果汁或菜汤,而不是喝含油汤汁。

引入其他食物后儿童体重增加为什么变慢

小男孩圆圆 1 岁半,乳牙已萌出 10 颗。但圆圆只喜欢喝奶,对其他食物不感兴趣,体重增加越来越慢。妈妈担心圆圆营养不良,去医院营养门诊咨询,营养师了解了圆圆的喂养经过:婴儿早期人乳喂养,生长良好;妈妈上班后改配方为主;6 月龄后食流质、半固体食物至今,开始是米汤、果汁;8~9 月龄后引入稀饭、肉汤饭、烂面条,吃稍微硬一点或长的食物呕吐。现在圆圆每天食用 600 毫升配方、半个苹果泥和 1 碗菜肉稀饭,大人喂食为主,每天吃饭时间不定。吃饭时常常需要玩具哄,或边看手机边喂,每次进食 40 分钟左右,圆圆从未尝试自主用餐。为什么圆圆现在不会吃较硬的食物、不想吃饭呢?

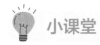 小课堂

1. 其他食物

参考世界卫生组织、其他国际组织提出的相关建议，以及中华医学会儿科分会儿童保健学组发布的《0～3岁婴幼儿喂养建议》、中国营养学会妇幼营养分会发布的《中国妇幼人群膳食指南（2016）》均建议婴儿6个月龄后逐渐引入各种食物并继续人乳喂养或婴儿配方喂养，即除乳类外，须进食其他各种性状的食物，包括各种天然的固体、液体食物，以及商品化食物，如米糊、粥面、菜肉等。

至今人们仍习惯称引入的其他食物为"辅食"，但"辅食"易让家长产生误解。"辅食"是几十年前从英文翻译过来的。英文的原意不是辅助性食物，是6个月龄以后的婴儿长大了，不能仅吃奶，必须按时进食接近成人的食物以增加营养。因婴儿消化能力有限，所以婴儿食物做得软些。许多家长甚至医生认为"辅食"可不按时吃，吃多少无所谓，常常两餐之间吃这些食物，结果影响婴儿食欲，导致生长变慢。

2. 为什么强调婴儿6个月后"引入"其他食物

像其他动物一样，婴儿长大了，乳汁已不能完全满足生长，需要增加各种营养丰富的食物补充能量、蛋白质以及铁、锌、钙和维生素等营养素。同时，为以后独立进食做准备，如咀嚼、吞咽，接受不同味道和质地食物。之所以称"引入"，有成人帮助婴儿认识、习惯食物过程的意味，培养婴儿对各类食物的喜爱和自己进食能力，完成从出生时的纯乳类向家庭食物过渡。

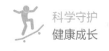
3. 逐渐吃不同种类和性状的食物

引入其他食物无严格的顺序，依据婴儿对营养素的需要和消化能力确定。一般引入一种新食物需 3 ~ 5 天，适应一种食物后再逐渐引入其他新的食物。各国指南和《中国居民膳食指南（2022）》均建议首选富含铁的固体食物，包括铁强化谷物、肉泥和家禽菜肴。多数人乳喂养的 6 个月龄左右婴儿体内贮存铁消耗已尽。同时，食用根块茎蔬菜，补充少量维生素、矿物质营养，训练婴儿的味觉。肉类是优质蛋白质、铁和锌的良好来源，比谷类、水果或蔬菜更有营养价值。7 ~ 9 个月龄后，可逐渐增加谷薯类、蔬菜水果类、肉蛋鱼虾等食物的种类和数量，但不影响奶量。1 岁以后，逐步向家庭食物过渡，食物种类更加丰富。

食物的性状、质地、大小也应随婴儿月龄的增加，从泥糊状到碎末状、颗粒状、块状，有助婴儿咀嚼吞咽功能的发育，如从米糊到厚粥、软饭，从肉泥到肉末、碎肉，从菜泥、碎菜到小块状。刚开始吃固体食物，婴儿会出现恶心现象，随着咀嚼吞咽能力的提高，这种现象会慢慢消失。

知识扩展

1. 引导和培养儿童自己进食能力

儿童生长发育过程中需具备人的基本生存能力，包括吃、喝、拉、撒。吃是基本生存能力之一，但最易被家长，特别是祖辈忽略。最极端的例子是 11 岁儿童仍然被家长"喂食"。缺乏生活能力的儿童往往也有其他方面不足。家长需要了解和掌握如何培养和促进儿童尽早"自己吃"的能力，这就是几千年来我们祖祖辈辈家庭中的早教，但现在由于优越生活环境的影响，已被淡忘了。

婴儿从 6 个月龄开始，食物质地从液体转为半固体（如稀粥、米粉、面条、肉泥、菜泥）；8～9 个月龄后的婴儿食物质地逐渐为固体状态，主食为软食（如软米饭、馒头、饼、面包），无汤水混合，像成人一样饭菜分开吃，学习咀嚼吞咽；配菜，包括蔬菜、动物性食物，但宜制作成适合婴儿学习抓吃的条状肉食。儿童的生存能力就是要学会自己进食的动作，从抓食开始，训练喝的动作。家长应容忍儿童自己的食物选择，也允许婴幼儿进食时"满地狼藉"。这属于家长自己进行的第一堂儿童成长"早教"课。此外，儿童成长的"早教"课也应该设置阶段目标，如 1 岁儿童学习用杯子喝水，不再用奶瓶；2 岁时可以独立进食，不再需要他人喂。成人一味地"帮助"，往往压抑了儿童能力发展。

2. 婴儿体重增长不足的最主要原因

如无疾病因素影响，引入的食物不足或总奶量的减少都是体重增长不足甚至下降的重要原因。

（1）食物喂养不足：9～10 个月龄的婴儿已可接受能量密度较高的成人固体食物，但家长担心儿童会哽噎，往往仅给儿童食用易于吞咽但水分过多的食物，即能量密度低的汤面、稀粥、汤饭等；或食物品种单调，只吃菜饭，动物性食物很少，婴儿不能学习咀嚼，也缺乏满足生长需要的能量和蛋白质。

（2）总奶量减少：在婴儿食物添加过程中，若家长过多添加其他食物，婴儿胃小，消化能力有限，自然减少婴儿的总奶量，导致蛋白质、能量不足。

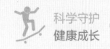

提醒家长：婴儿满6个月龄后，所添加的其他食物是一次正餐或主食，不宜在两次喂奶间进食，因此不能称为"辅食"。餐间吃其他食物会影响奶量，同时生活不规律。正常情况下，6~7个月龄婴儿每天1餐半固体谷类食物，5次奶；7~8个月龄2餐固体谷类食物，4次奶；8~9个月龄以后，已可进食接近成人食物质地的2餐固体谷类食物。10~12个月龄2~3次固体谷类食物，3~4次奶。1岁以后每天3次固体谷类食物，2~3次奶，生活安排与家人同步。

误区解读

婴儿不知道饥饱

婴儿虽然幼小，衣食住行都要依赖成人，但却知道自己吃多少。喂养是婴儿早期生活最重要的活动之一，是家长与婴儿互动和互相配合的过程。因此，家长应该在喂养过程中主动与婴儿进行互动，尤其要懂婴儿发出的饥饿信号，如从最初的不安、吸吮手指直到最终的哭闹。只要做到按时喂养，就不容易发生婴儿因饥饿而哭闹的现象。

食物过敏不恐慌，合理回避巧替代

在儿童保健门诊，小明的妈妈焦急地跟医生说：小明吃完蛋黄不到半小时全吐了，吓得她不敢再喂其他食物了。小女孩果果的妈妈也反映：果果第一次喝鱼汤脸上就出现皮疹，持续至2岁家里都不给果果吃鱼虾。类似的情况在一些过敏高危家庭经常见到。由于担心儿童添加其他食物引起过敏，许多家长自己给儿童长期回避或限制吃某些食物，导致儿童营养素来源单调或不足，甚至发生营养不良。家长如果怀疑食物过敏最好找专科医生确认，并得到专科医生的指导。近年来国内外发布很多有关儿童食物过敏营养管理的专家共识，制订针对儿童食物过敏的营养干预措施，以保证其在控制食物过敏的同时获得正常生长发育所需要的能量和各种营养素。

 小课堂

1. 食物过敏

食物过敏与儿童免疫力有关。但过敏不是免疫力低，而是儿童吃的某种食物蛋白引起体内过强的反应。食物过敏的儿童临床表现多种多样而无特异性，可以表现为皮疹、呕吐、腹泻，也有的表现为烦躁和睡眠不安等症状，需要专科医生予以诊断。

2. 容易过敏的食物

引起儿童过敏的食物多达 170 余种，但其中 90% 是牛奶、鸡蛋、大豆、小麦、鱼、虾、花生和坚果。第一名是鸡蛋，其次是牛奶，都是高蛋白的营养食物，表明高蛋白动物性食物有"双刃剑"作用。

 知识扩展

1. 回避食物

当儿童被确诊为食物过敏后，所有引起其症状的食物均应从食

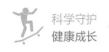

谱中完全排除。但要注意切忌回避过度。不必要的回避，可使儿童生长不良，也增加家长负担。少数婴儿会对 2 种以上的食物过敏，如同时吃几种食物，会难以确认对哪一种食物过敏。所以，婴儿第一次吃新食物时，宜每次只给 1 种食物，吃了几次后没有过敏症状发生就可以确认对该食物不过敏。

2. 营养替代或补充

处于快速生长发育阶段的婴幼儿对营养素缺乏特别敏感，因此，在食物回避阶段，采用恰当的食物替代非常重要。

（1）牛奶蛋白过敏：有两种低敏配方可选择，即深度水解牛奶蛋白配方和氨基酸配方。部分水解牛奶蛋白配方并不属于低敏配方，名称可能有误导作用，不能用于牛奶蛋白过敏治疗。因此，家长应在医生指导下选择合适的低敏配方，而不是听厂家或商家"指导"。所有低敏配方营养成分都经过临床研究，只要吃的量足够，完全可保证儿童生长发育正常。

（2）警惕某类营养素摄入不足：食物回避需要补充替代食物，如在回避鸡蛋的同时应再适当增加肉类。如过敏原不明确，可以在 2～4 周内限定患儿只食用很少引起过敏的食物，如大米、蔬菜、猪肉等。如果在这段时间过敏症状消失，可以定期有计划、有步骤地引入单一食物，观察对单一食物摄入的反应。

（3）人乳喂养的食物过敏：人乳中往往有微量母亲摄入的食物蛋白，可通过人乳传递给婴儿，使少数婴儿发生对于牛奶蛋白、大豆蛋白、鸡蛋蛋白等易致敏的食物蛋白的过敏。人乳喂养婴儿发生食物过敏时，应在医生指导下帮助母亲回避可疑的过敏食物，同时母亲注意钙及其他动物类食物的补充。母亲回避仍然不奏效时，须请专科医生确定是否应暂时停喂人乳，采用低敏配方喂养。食用低敏配方期间，母亲宜定时吸空乳房，保证乳汁分泌。避免随便停喂人乳，一旦婴儿过敏症状消退，可继续人乳喂养。

3. 为什么婴儿牛奶过敏时不建议选羊奶喂养

各国目前对食物过敏的处理方法是限制吃过敏的食物，但不建议同类食物替代。有的家长则以为婴儿牛奶过敏时可选羊奶喂养。但因大牲畜如牛、羊、马、驴、单峰骆驼等，乳汁中的蛋白质有相当大的部分相同。牛奶与羊奶的成分相同的部分比例最高。牛奶蛋白过敏主要是因为其中的 β- 乳球蛋白，羊奶也有约 95% 与牛奶相同的 β- 乳球蛋白。所以牛奶蛋白过敏婴儿发生羊奶过敏的机会比较大，医学上称交叉过敏。换句话说，对牛奶蛋白过敏也可能对羊奶蛋白过敏，因此不能简单地把"牛"的奶转为"羊"的奶。同理，婴儿对鸡蛋过敏时不宜用其他禽类蛋替代。

 误区解读

1. 儿童食物过敏需要回避所有过敏食物

虽然科学发展让医生认识到有婴幼儿食物过敏的现象，并告诉家长这是一种疾病。但并不是大部分婴儿都发生食物过敏，发生食物过敏的婴儿比例不到 10%。食物过敏的婴儿中绝大多数（85%～90%）都有过敏性疾病家族史；80% 以上在 3～4 岁时过敏会自行消退，只有极少数为严重食物过敏。婴儿对某种食物过敏并不代表对其他的食物也过敏，可与别的婴儿一样吃其他新的食物。家长因为过度紧张导致不敢或延迟让儿童吃其他食物，可导致

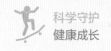
儿童营养不良和生长发育不足。

2. 限制或推迟添加可能引起过敏的食物就不会过敏了

是不是限制或延迟添加易发生过敏的食物就能有效预防食物过敏？可能需个体化处理。建议婴儿 6 个月龄左右开始吃其他食物时，应该分开吃，观察婴儿对不同食物的反应；不要刻意推迟引入其他有潜在致敏风险的食物（牛奶、大豆、小麦、鱼类、贝类），因为食物过敏毕竟在少数儿童身上发生。如鱼虾是部分婴幼儿易过敏食品，但不是每个儿童都会发生鱼虾过敏。过敏往往出现在高危儿童中，即家庭成员有过敏疾病史的儿童。须由专科医生判断儿童是否发生食物过敏，避免儿童失去优质蛋白来源食物的摄入。

挑食、偏食的儿童是有消化系统疾病吗

几乎每个人，包括成人都有自己的进食习惯。只要不影响生长发育，不必太在意。所以，挑食、偏食是儿童喂养过程中最常见但又最难确认的一种饮食行为习惯，不一定是有消化疾病。也许，有时挑食、偏食是儿童自身需要的一种保护性行为，他/她可能感到某种食物吃了不舒服。

 小课堂

什么是挑食、偏食

对于挑食、偏食的定义并不统一，多数是家长认为"因拒绝某些食物而导致的摄入量及种类不足"。挑食可能是儿童因质地、口味、气味或外观而拒绝某些特定的食物，出现焦虑且厌恶的反应，从愁眉苦脸、压抑到呕吐，拒绝新食物。

由于挑食导致摄入食物量不足可以通过儿童的体格生长速度来评估。总的原则是增加食物种类、满足多种营养素需求、保证正常的生长发育。

 知 识 扩 展

儿童挑食和偏食如何干预

儿童挑食和偏食与抚养者喂养行为及家庭内部的就餐环境密切相关，因此，家庭是最好的干预场所，这里提供几个家庭干预的技能。

（1）反复多次食物尝试：因多数儿童早期存在对新食物"厌新"，属生理性自我保护行为。所以"挑剔新食物"是儿童发育阶段中的正常现象，而并非真正的喂养困难。采取多次尝试的方法（8～10次）能帮助儿童接受一种新的食物。因此，获得进食经验和愉悦体验是最终能让儿童接受并喜欢某种食物的重要方式。

（2）固定进餐规则：从小养成儿童定时吃饭的习惯，儿童吃饭时间不宜超过25分钟；家长不宜逗儿童进食，或边吃边玩。允许儿童有选择食物的自由，儿童尽早学习自己进食。儿童独立进食的年龄取决于家长的态度。一般8个月龄后婴儿的食物不再切碎，较软的条状或指状食物便于婴儿学习抓食物到嘴里。尽早让婴儿参与进食过程有利于培养儿童独立进食能力，一般2岁左右的幼儿应该独立进食。家长不宜威胁、强迫儿童进食；让儿童感觉进食是身体需要，不能与家长讨价还价。

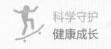
（3）提供核心食物：当儿童出现挑食偏食时，每餐提供多种食物，其中至少有一种是儿童喜欢的；同时最初提供给儿童的食物须避免因食物质地、味道、外形、名字等影响儿童进食。

（4）采用食物链过渡：逐渐增加食物种类，从儿童喜欢吃的和不喜欢吃的食物中，寻找二者间的共同点，发现具有相似特点的其他食物作为桥梁，逐渐引入儿童的膳食中从而增加食物种类。在逐渐引入过程中应注意食物尝试的方式，可以是将食物放在桌上→靠近盘子→放入盘子或与其他食物混合；也可以从泥状开始、逐渐变稠、变为小颗粒、然后逐渐增大直至儿童接受。

（5）家长的行为影响：如家长发现儿童的挑食偏食主要发生于营养价值较高的食物，如牛奶、鸡蛋、蔬菜等，这种情况多与家长本人的习惯有关，首选改变家长进食行为可诱导儿童进食。儿童挑食的干预常常需要比较长的时间，定期体检、随访及家长的耐心和坚持至关重要。

吃饭不香是微量元素缺乏引起的吗

男孩豆豆6岁，奶奶认为孙子长高需要好营养，天天变换着花样给豆豆准备爱吃的饭菜，如红烧肉、酱牛肉、鱼圆汤等，每天还有500毫升牛奶和一瓶果汁。奶奶认为邻居家同年龄的小强比豆豆高，可能与豆豆吃饭不香有关。豆豆的妈妈问同事和朋友什么原因，他们说可能是"缺少微量元素"。妈妈就经常给豆豆买些钙片或钙铁锌口服液，但效果不明显。妈妈带豆豆去医院看医生，医生检查结果为"豆豆身高、体重均在正常范围内"。医生还告诉妈妈多数微量元素化验是不准确的，现在生活条件这么好，应该是营养充足。家长应该主动了解主要营养素在食物的分布情况。

 小课堂

1. **宏量营养素和作用**

我们每天需要从食物中获得各种营养素。需要量多的是食物的主要成分，如膳食中所含的蛋白质、脂类、碳水化合物，称为宏量营养素。宏量营养素消化吸收后就产生我们生存需要的能量或热量，或构成儿童身体的成分。

2. **微量营养素和作用**

有些营养素人体需要量较少，体内多不能合成，需要从食物中获得，且食物中含量也较少，称为微量营养素。微量营养素包括矿物质与维生素，而矿物质中又包含常量元素和微量元素。

（1）维生素：营养学上公认的对人体重要的维生素约10余种，如维生素 A、维生素 D、维生素 E 和维生素 K 等脂溶性维生素，以及已知主要的 B 族维生素，如维生素 B_1（硫胺素）、维生素 B_2（核黄素）、维生素 B_3（烟酸）、维生素 B_5（泛酸）、维生素 B_6（吡哆醇）、维生素 B_7（生物素）、维生素 B_9（叶酸）、维生素 B_{12}（钴胺素）等。各种维生素对维持人体健康有不同作用，如维生素 A 可以维持骨骼正常生长发育并促进生长与生殖；维生素 C 可以降低患病风险；维生素 K 与凝血功能有关，也会帮助巩固骨质；维生素 D 与钙磷吸收和骨骼形成有关；维生素 E 公认有抗衰老功效，能促进皮肤血液循

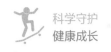
环和肉芽组织生长，使毛发皮肤光润，并使皱纹展平；等等。

（2）常量元素和微量元素：人体内有 20 余种必需的矿物质，占体重的 4%～5%。每日从食物中吃进去相对比较多的 7 种矿物质称常量元素，即钙、磷、镁、钠、氯、钾、硫。还有 8 种食物中含量很少的、需要从食物中获得的重要元素叫微量元素，也叫必需微量元素，为碘、锌、硒、铜、钼、铬、钴、铁，其中铁、碘、锌为容易缺乏的微量元素。微量元素包括在微量营养素中。

虽然体内微量营养素矿物质和维生素量少，但对人类健康非常重要。缺乏任何一种微量营养素都可有严重后果，如出生缺陷、认知落后、免疫能力低下、工作能力差，甚至出现妊娠母亲与胎儿死亡、儿童失明等严重状况。

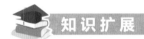 知识扩展

1. 儿童最容易缺乏哪些微量营养素

每种微量营养素缺乏有各自的临床特点。全世界儿童最常见微量营养素缺乏包括维生素 A、维生素 D、碘、铁、锌和钙。除碘与当地的土壤含碘量有关外，其他常见微量营养素缺乏主要与家长给儿童选择的食物种类或儿童长期挑食、偏食有关。维生素 A、碘、锌和钙均可从人乳、强化的婴儿配方以及适量动物性食物中获得。如长期食素的人容易缺锌；铁缺乏主要因食物铁的吸收率普遍比较低，还与母亲妊娠期铁营养不足有关。

2. 怎么才能知道身体缺乏微量元素

准确评估微量营养素缺乏的最重要方法是了解营养素的食物来源

和摄入情况。医生评价儿童营养状况时，首先要询问家长儿童的饮食情况，如食物种类、摄入量，以确定或排除某种微量营养素缺乏的高危因素；然后，经体格检查仔细观察确认有无相应的临床症状。如果既无高危因素，又无临床症状时，医生就可以肯定告诉家长儿童不存在某种微量营养素缺乏。如有些基层医生认为儿童"缺钙"，建议做检查。但实际上，钙的体内营养状况是难以确认的。不是只有骨骼有钙，钙参与人体的所有生命过程。正常健康人体有周密调节系统以确保生命活动正常进行。现在的检测方法多是间接判断体内钙营养状况，尚难以达到直接测量。全身99%的钙贮存在骨骼，但与长高无关。身高的生长受几种激素调节，除生长激素外，还有性激素、甲状腺素等。儿童每天喝奶500毫升、摄入食物（如蔬菜等）均含钙，钙供给已充足。只要生长发育正常，家长应该放心，儿童不存在"缺钙"，也不用给儿童做任何检查。家长可以通过查询了解到儿童的食物中有没有怀疑缺乏的营养素，便可以知道儿童身体中是否缺乏这种营养素。

3. 为什么新生儿出生后要常规补充维生素 A、维生素 D

母亲血液里的维生素 D 可经胎盘转至胎儿体内贮存，胎龄越接近足月，胎儿体内贮存维生素 D 越多。因此，早期新生儿体内维生素 D 的量与母体的维生素 D 的营养状况及胎龄有关。

虽然母亲体内维生素 D 营养状况适宜，可以满足新生儿2周内的需要，但一般妇女没有常规检测血维生素 D 浓度，并不清楚妊娠妇女体内维生素 D 营养状况。有关研究显示大部分孕妇存在维生素 D 缺乏或不足，可能无法满足新生儿生后2周内的维生素 D 营养需要。因此多数国家建议新生儿出生后数日即开始补充维生素 D。母亲妊娠过程往往有严重反应，影响食欲，也可能存在维生

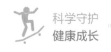

素 A 不足，所以补充维生素 D 的同时也应补充维生素 A。

 误区解读

1. 儿童均需要补充微量营养素

目前我国多数儿童可达到发达国家儿童的物质生活水平，可是仍然有部分人将儿童的所有表现都用微量营养素解释，如认为"头发黄""有 3 根白头发""夜间哭"或"手指端长'倒纤皮'或'倒刺'"是"缺什么"，甚至家长带儿童来医院就诊的目的就是"检查缺什么"，相信需要另外补充。案例中豆豆的食物相当丰富，完全能满足微量营养素的需要。但妈妈为什么还是担心豆豆微量营养素缺乏、容易相信"缺钙、缺锌"的谎言呢？还是家长焦虑和攀比心理作怪或受广告影响，对儿童的期望值过高，别的儿童补了自己不补，担心吃亏。

家长需要从正规渠道学习科普知识，了解分类食物中的主要营养成分。只要食物的营养分布合理，正常儿童不可能存在几种微量营养素广泛、轮流缺乏。任何微量营养素缺乏需有高危因素以及相应的临床表现，不可能没有任何临床表现"悄悄发生"，而需要不断反复"常规检测"来发现。目前微量营养素的检测方法并未被认可，其结果临床往往难以解释。2013 年，《国家卫生计生委办公厅关于规范儿童微量元素临床检测的通知》（国卫办医发〔2013〕29号）中要求不得将微量元素检测作为体检等普查项目；2021 年，《国家卫生健康委办公厅关于加强儿童微量元素检测监督执法工作的通知》（国卫办监督函〔2021〕366 号）中再次重申：非诊断治疗需要不得针对儿童开展微量元素检测，不得将微量元素检测作为体检等普查项目。实际上只要合理喂养、均衡饮食，大多数的微量营养素都可以从食物中获取。

2. 儿童身高不足、"头发少""常出汗""下肢弯曲"与钙缺乏有关

钙缺乏的临床特点也不是家长想象的与"身高""头发""出汗""下肢弯曲"有关。如果儿童不喝奶制品，有钙营养不足的高危因素，但钙营养不足无明显临床症状，直到中老年才出现骨质疏松症。所以比较正确的说法是儿童没有缺钙临床表现，但儿童可能有钙营养不足的高危因素。儿童身高不足、"头发少"多为遗传因素影响，如果的确身高在生长曲线的最低线以下，原因可能有多种，如小于胎龄儿、婴幼儿严重营养不良，患有遗传性疾病、内分泌疾病等。儿童"常出汗""下肢弯曲"多是正常发育现象，家长可去儿童保健科确定。同样，儿童的食物中有动物蛋白，如牛奶、鸡蛋、肉类也不存在锌缺乏的高危因素。

3. 儿童需要同时补充维生素 D 和钙

一般情况下，户外阳光下充分的活动即可满足身体所需的维生素 D。所以，每天要争取户外活动 1 ~ 2 小时，即使在树阴下、屋檐下的日光折射都可使皮肤合成足够的维生素 D。上午 10 点至下午 3 点的日光波长最好，最适宜人体获取维生素 D。如使用防晒霜、遮阳伞，或隔着玻璃会大大降低皮肤合成维生素 D 的效果。夏季为避免晒伤，可避开正午前后阳光直射下的户外活动。当户外活动条件受限时，可每日补充维生素 D 制剂。

案例中豆豆每天能喝奶 500 毫升，钙的来源基本充足，只须补充服用维生素 D 或增加户外活动即可。

答案：1. C；2. B；3. ×

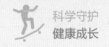

健康知识小擂台

单选题:

1. 儿童最常见的微量营养素缺乏包括( )

    A. 铁、锌和钙

    B. 碘、铁、镁

    C. 维生素 A、碘、铁、锌和钙

    D. 维生素 A、B、C

2. 婴儿引入半固体食物的年龄是( )

    A. 3 个月龄   B. 6 个月龄

    C. 7 个月龄   D. 不确定

判断题:

3. 婴儿期枕秃与钙摄入不足有关。( )

营养与膳食
自测题
(答案见上页)

身体
活动

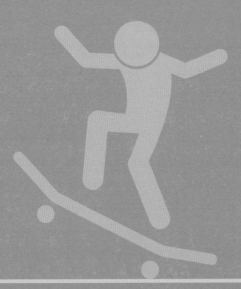

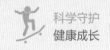
世界卫生组织的统计数据显示，约有1/4的成年人和4/5的青少年没有进行足够的身体活动。据估计，在全球范围内，这种情况可造成540亿美元的直接卫生保健费用和140亿美元的生产力损失。积极活动身体对健康和幸福至关重要，它有助于延长寿命，提高生活质量。那到底什么是身体活动，它与体育运动有区别吗？它对儿童青少年有什么特殊的意义吗？最重要的是，各个年龄的儿童青少年有着不同的身心特点，我们应该如何科学地引导孩子开展运动呢？

本章将围绕儿童青少年开展身体活动相关的一系列问题，介绍身体活动的基本概念、开展建议和注意事项。

什么是身体活动，它与体育运动有区别吗

初中生小萌在工作日一般是6点半起床，梳洗早餐后7点左右出门，乘坐公交车去上学。在学校中绝大多数时间都在教室中进行文化课学习，课间可能和同学们在走廊聊天。除周二、周四的体育课，每天会有课间操时间让大家进行运动。放学到家后，小萌一般是吃点水果后就开始写作业。等爸妈回来吃过晚饭后再一起下楼散步，回家后练习钢琴1小时。大约晚上10点洗漱，10点半准时上床休息。

在小萌的一天中，自起床后到晚上上床的所有活动中，除了安静坐着听课学习、写作业的时间之外，其余所有的活动都属于"身体活动"。可见，身体活动的范围非常广泛。

小课堂

什么是身体活动

　　"身体活动"是指由骨骼肌收缩引起的、并在静息能量消耗基础上引起能量消耗增加的所有身体运动。儿童青少年的身体活动包括在家庭、学校和社区中的玩耍、游戏、体育运动、交通往来、家务劳动、娱乐、体育课或有计划的锻炼等。成年人所具有的"职业活动"和"家务劳动"类别的身体活动，在儿童青少年的生活中占比相对有限。因此，可以将儿童青少年的身体活动分为"日常活动"（如步行、骑车出行等交通往来，整理房间等家务劳动等）、"休闲活动"（如游戏活动、跳舞等）和"体育运动"（如游泳、篮球等各种项目的锻炼、训练及比赛等）。通常所说的"体育运动"，不论是竞技体育领域中的各类运动项目，还是日常生活中各种积极的锻炼活动，都可归类为身体活动。因此，"身体活动"这一概念的范围较"体育运动"更广。

　　鉴于"体育运动"及某些"休闲活动"（如舞蹈、滑滑梯、拍皮球等）是儿童青少年获得中等至较大强度身体活动的主要形式，往往能带来更多的健康收益，我们在后续的介绍中，会更为关注此类身体活动；同时不再对身体活动进行细致的分类，均用大众更为熟悉的"运动"一词进行讲述。

　　（1）由于"日常活动"和"休闲活动"在每日生活中所占的时间相对更长，故建议先从增加这两部分中的身体活动入手，以此来鼓励和帮助儿童青少年养成活跃的生活方式。

　　（2）各年龄段儿童青少年身心特点不尽相同，因此其进行运

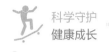
动的目标和方式也应有所不同。

（3）休闲活动中的体育类游戏活动如拍球、跳绳等是儿童（3～5岁）获得中等至较大强度身体活动的主要形式，这一阶段的主要目标是在培养儿童运动兴趣的同时为各项运动能力的发展奠定基础，即全面发展其基本动作技能和身体素质，此时应注意游戏类型的趣味性和多样性。

（4）6～17岁儿童青少年可结合其兴趣，逐渐进行某些运动项目如篮球、足球和游泳等的练习，但是同时也应注意各项基础身体素质的均衡发展，避免过早专项化训练。儿童青少年还可进行适宜的增强骨骼肌肉的练习（如仰卧起坐和立定跳远等），但在青春期前不应过度追求力量的增长。待经历第二身高突增高峰后，肌肉进入快速增长期，才更加适合进行专门性的力量训练；而在青春期中后期，心肺功能才逐渐发育完善，方可进行较长时间的有氧耐力等素质训练。

身体活动与
运动的关系

知识扩展

1. 静息能量消耗

静息能量消耗是指在清醒平卧休息时的能量消耗，主要用于维持身体细胞、器官的正常功能和人体的觉醒状态。

2. 日常活动

日常活动指身边各类"小事"，包括日常生活技能（如适合幼童做的自己洗手、洗脸、洗澡、系鞋带、穿衣服以及拿筷子、剪纸等）、家务劳动（如擦桌子、扫地、整理房间以及洗衣服等）、活跃的交通方式（如步行或骑车上学、步行回家、外出游玩，多走楼梯等）。鼓励儿童多做以上日常活动，可有效提高身体活动量。

3. 基本动作技能

包括移动类技能（走、跑、跳、滑步等）、物体控制类技能（拍、踢、投、接等）、身体稳定类技能（翻滚、旋转、平衡等）以及精细控制（捏、握等）等。

4. 身体素质

一般包括：灵敏、协调、平衡、速度、力量和耐力等。

5. 第二身高突增高峰

正常情况下，身高增长有两个高峰期。第一个高峰期是在胚胎中期至出生后 1 岁期间，第二个高峰期是在青春期；而在青春期前期是身高增长速度最快的一段时间，被称为第二身高突增高峰，持续时间大约 1 年。该突增高峰女孩出现在 11 ~ 13 岁之间，男孩在 13 ~ 15 岁之间。

 误区解读

身体活动不包括干家务活

错误。"身体活动"是指由骨骼肌收缩引起的、导致在静息能量消耗基础上引起能量消耗增加的所有身体运动。儿童青少年的身体活动可以分为"日常活动""休闲活动"和"体育运动"，干家务活也属于"日常活动"的一种。由于"日常活动"在每日生活中所占的时间相对更长，故而从增加日常生活中的身体活动入手提高身体活动水平更加容易。

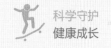

身体活动对儿童青少年很重要吗

聪聪是一名三年级的小学生，从名字就可以知道爸妈对他的期望，希望他能够聪明健康。但是上学以后，爸妈似乎觉得只有学习好才能代表聪明，因此对他的要求就变成了好好学习，不要做与学习无关的事情。有一次，他放学后没有直接回家，而是在小区里和小伙伴踢球，被妈妈抓到了，妈妈就批评他"不干正事"，说体育好的人都是"四肢发达，头脑简单"。

可聪聪不明白，踢球玩耍就是"不务正业"了？那为什么在学校老师总鼓励他们课间出去活动？体育课上老师也说身体棒，头脑才更聪明。而且班上总考第一名的小迪，还是篮球校队主力呢！那老师和爸妈到底谁说得对呢？

 小课堂

身体活动对儿童青少年发育与健康的作用

（1）促进生长发育：儿童青少年保持积极活跃的生活方式，可有助于强健骨骼肌肉，提升心肺功能；帮助儿童塑造良好的体态、维持健康体重，预防超重和肥胖。更重要的是，还可以促进神经系统的发育。

（2）提高环境适应能力：各种类型身体活动中能量消耗的增加，可加速身体的产热、散热，有利于促进新陈代谢。多变的活动条件使儿童青少年有机会接触到多种多样的外界环境刺激，可对孩子的身体适应能力进行有效的锻炼。

（3）利于认知、情感和社会心理发展：积极进行身体活动有助于提高儿童和青少年的智力水平和学业成绩，并可以有效减少其攻击性和破坏性行为。

（4）促进基本动作技能发展和养成终身锻炼习惯：儿童大肌肉动作技能的发展在 8 岁之前变化最大，而只有当其掌握了一定的基本动作技能后，才能发展出参与游戏、体育或其他身体活动所需的更高级、更复杂的运动技能。如果在学龄前期即养成良好的锻炼习惯，有着活跃的生活方式，那么这种习惯就更容易延续到成人时期并保持终身。

总之，与不爱运动的同龄人相比，爱运动的孩子今后会表现得更健康、更乐观向上，这些是他们今后获得学业成功、避免不良行为和收入增加等的必不可少的品质，而这些品质是从小、从日常生活开始培养的。

虽然每个阶段的身体活动都是非常重要的，但儿童青少年期是一个独特的生长发育阶段，在这一阶段增强身体活动将为今后形成一个良好的可持续的生活方式打下基础。

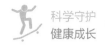

科学守护
健康成长

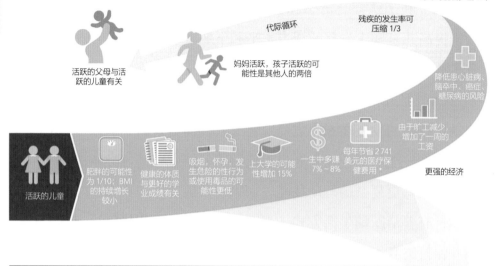

寿命可能会多出 5 年 *

残疾的发生率可
压缩 1/3

代际循环

活跃的父母与活
跃的儿童有关

妈妈活跃，孩子活跃的可
能性是其他人的两倍

降低患心脏病、
脑卒中、癌症、
糖尿病的风险

由于旷工减少，
增加了一周的
工资

更强的经济

活跃的儿童

肥胖的可能性
为 1/10；BMI
的持续增长
较小

健康的体质
与更好的学
业成绩有关

吸烟、怀孕，发
生危险的性行为
或使用毒品的可
能性更低

上大学的可能
性增加 15%

一生中多赚
7% ~ 8%

每年节省 2 741
美元的医疗保
健费用 *

儿童早期　　　　　　青春期　　　　　　成年期

注：上图的绘制基于一系列研究结果的精选。旨在说明身体活动对人一生的潜在影响，但并没有涵盖所有国家的全部研究发现。此外，虽然
很多数据是针对身体活动的，但有些标注 * 号的研究是与肥胖相关的结果。虽然缺乏运动是肥胖的一个重要风险因素，但它肯定不是唯一
的一个。此外，值得注意的是，即使对被认为体重正常或体重不足的人来说，缺乏身体活动对健康同样有害。

积极身体活动的有益表现循环

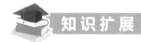

知识扩展

如何促进身体活动

（1）只要动起来，就是健康的开始。任何强度的身体活动都比没有好，多多益善；而且中等至较大强度的身体活动会带来更多的益处。

（2）活跃的生活方式要从娃娃抓起。从生命早期养成锻炼习惯，会更容易延续到成年并保持终身。

（3）父母要以身作则，营造良好的家庭活动氛围。活跃的父母会把活跃的生活方式传递给孩子。

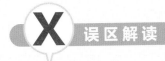

误区解读

运动对心理健康没有影响

错误。积极进行身体活动有助于提高儿童和青少年的智力水平和学业成绩，并可以有效减少其攻击性和破坏性行为。因此运动不仅促进儿童青少年身体健康，同样有助于他们的认知、情感和社会性等心理发展。

每天应该运动多长时间

5 岁的小朋友豆豆有着健康活跃的生活方式：每天早晨爸爸妈妈陪他走路或者踩滑板车去幼儿园，尽量少开车。在幼儿园，除了每天的早锻炼，老师上午和下午还会带着他们到户外玩很多好玩的游戏。即使雾霾天不能去户外，老师们也会在教室或走廊带着大家玩"翻山越岭"障碍赛。晚上回到家，爸爸会陪他去楼下玩秋千或者玩滑板车，但是豆豆更喜欢跟小朋友们在花园捉迷藏。如果下雨不能出门，豆豆也会在家和妈妈一起跳自创的"扭扭舞"，妈妈总能选到很好笑的儿歌。周六天气晴朗的话，爸爸会带豆豆去公园的草地上踢足球。而周日，豆豆会去一个少儿体操俱乐部，跟教练学习很多有趣的体操动作。他现在可以跳三层的跳箱，还学会了前滚翻和肩肘倒立。

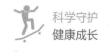

 小课堂 ● ● ● ● ● ● ● ● ● ● ● ● ● ● ●

每天应该运动多长时间

在了解了身体活动的益处之后，我们也知道了运动是儿童青少年获得中等至较大强度身体活动的主要形式。那么运动多长时间，才能获得更好的健康收益？应注意以下两点。

（1）儿童青少年在全天内各种类型的身体活动时间累计应达到 180 分钟以上；其中，中等及以上强度活动时间每日累计不少于 60 分钟。

（2）儿童青少年每天应尽量减少久坐行为，任何久坐行为每次持续时间均应限制在 60 分钟以内；其中屏幕娱乐时间越少越好。

每日身体活动时间推荐

 知识扩展 ///////

如何达到每天身体活动时间

（1）180 分钟是全天的累计总量，其包含了任何类型的身体活动，如最基本的"步行""洗漱"都计算在内，所以不用担心难以完成。同时它可以穿插在生活的各种活动中，并不要求一次性完成。

（2）180 分钟是促进孩子更好发育和满足其体力储备的最低推荐，但不应以此限制其活动。另一方面，不同个体间存在差异，对于原本就不活跃或体质较弱的儿童，也要注意循序渐进。在身体承受能力范围内，身体活动越多越好。

（3）60分钟中等及以上强度身体活动主要来自各种有计划的"运动"，同样不要求一次性完成。尤其考虑到儿童的肌肉、心肺和神经系统功能尚不完善，不建议其进行长时间的连续性剧烈活动。

（4）"久坐行为"是指一系列以坐姿或卧姿为主要动作形式，同时能量消耗很低的行为。久坐会带来各种健康风险，即使是经常锻炼的人，若每天长时间久坐不动，也会增加健康风险。如果由于工作和学习需要不得不长时间处于坐姿，那么就要注意每次坐的时间不要太长，每过一段时间就起立活动一下。健康的生活方式是在主动锻炼的同时，尽可能避免长时间持续久坐。

 误区解读

儿童每天中等及以上强度的活动累计不少于180分钟

理解错误。180分钟的要求是针对儿童青少年全天内各类身体活动的总时间，而中等及以上强度活动时间每日累计不少于60分钟。但这60分钟的"运动"也不要求一次性完成。年龄越小的孩子，越不建议其进行长时间的连续性剧烈活动。

让孩子参与什么运动项目好呢

小鹏从小就比较瘦弱，于是爸爸妈妈从幼儿园开始就给他报了一些体育培训班。在咨询了体育专业的熟人后，妈妈在小鹏幼儿园期间给他报了体操和综合体能类的培训班，每周

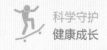

1～2次。同时也让他接触了篮球、足球等项目。但由于小鹏不太擅长物体控制类的项目，积极性不太高。妈妈没有强求，只让他坚持体操课的练习，然后让爸爸每天在家带着他玩一些拍球、踢球和传接球的游戏。等到上小学以后，小鹏在学校的体育课上接触到其他项目，也和要好的玩伴一起去体验了游泳、轮滑、跆拳道等项目。最后还是觉得和好朋友一起打篮球更有意思，因此妈妈通常在假期给他报名篮球训练营。小鹏现在已经上初中了，即使不参加训练营，他现在每天放学后也会和同学们打篮球呢！

 小课堂

孩子可以参与哪些运动项目

儿童青少年可以参与多种多样的运动项目，但是在进行各类运动练习时，尤其是在进入小学五、六年级之前，不应该进行单一的、以提高专项竞技能力为目的的运动训练。为此，专家的建议如下。

（1）儿童青少年参与运动应目标合理、循序渐进。即以培养兴趣、树立品德、学习动作、丰富体验、强健身体为目标；避免过早要求孩子完成超出其能力的运动。

（2）学龄前期的主要目标是让儿童积极地玩起来，以大量有趣、有挑战、非竞争性的活动和游戏为主。活动设计须符合其身心特点，帮助提升孩子参与运动的兴趣。

（3）小学低年级儿童运动的主要目标是提升综合身体素质和基本动作技能。通过结构化与非结构化相结合的游戏设计，借助尽可能多的项目类型和环境来提供有趣的、包容的、适宜年龄特点的体育活动。如果为孩子选定体育类培训课程，建议以体操、田径及综合体能类课程等动作形式丰富的项目为主，避免过早接触单一形式的专项技术动作训练。

（4）进入小学高年级，儿童青少年可以进行基础的、综合性的运动项目技能学习；同时提高速度、柔韧及一般性耐力等各种身体素质。如果青少年已经开始接触一些运动项目训练，每种项目的练习频率建议1~2次/周，每次时间不宜过长；此外，建议同时参与多项不同类型的运动，保证身体均衡发展。

（5）进入中学后的青少年如果决定从事某一运动项目的专项训练，此阶段的运动目标是发展其有氧能力和速度素质，同时开展运动单项技术训练。在经历身高突增高峰后，可开始发展力量和有氧耐力；但由于骨骼、肌肉、韧带等出现了快速生长，要同时强调柔韧性练习。

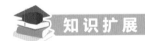 知识扩展

1. 结构化活动

结构化活动是指根据儿童的运动发展水平而制订的有教学目的的活动，且在实施时有成人的指导与组织。非结构化活动则是为儿童提供适宜其运动的场地和玩具，让其自发地、自然地进行各种活动。

2. 运动专项训练

一般是指旨在提高特定项目运动技能表现的专项动作和体能训练。研究发现，儿童青少年过早进行单一项目的运动专项训练，可能会不利于其生长发育和运动职业生涯的长期发展。

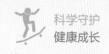

 误区解读

1. 小学生可以练习举杠铃

错误。小学低年级的主要目标是发展儿童的综合身体素质和基本动作技能。需要借助尽可能多的项目类型和环境来提供有趣的、包容的、适宜年龄特点的体育活动。韵律操和运球可以发展孩子的动作技能和协调能力，压腿可以发展孩子的柔韧素质，但是举杠铃练习所发展的力量素质在青春期前不应过度强调。

2. 耐力需要从小训练

错误。年龄较小的儿童，心脏和肺功能均未发育成熟，不适宜进行较长时间的大强度运动。而在青春期中后期，心肺功能才逐渐发育完善，方可进行较长时间的耐力训练。

女孩子在生理期是否可以运动

初一的小玲最喜欢上体育课，刚刚在运动会上拿了400米跑第一名。但最近她有了小烦恼，她来"例假"了。妈妈说"例假"时要尽量减少活动，不能跑跳。班上不少来了"例假"的女同学也选择在体育课上见习。小玲觉得疑惑，"自己身体挺好的，难道以后每个月都要少上1周的体育课了吗"？

月经是女性的正常生理现象，原则上可以做绝大多数的运动项目，但要根据生理周期做相应调整，不建议做剧烈运动。

小课堂

女孩子生理期运动注意事项

（1）月经正常的女性在生理期，可以适当参加体育活动。总体来说，在月经期间，人体一般不出现明显的生理变化。而且若生理期适量运动，可以减轻盆腔充血，从而起到减轻小腹下坠、缓解腹部疼痛等作用。另外，运动时腹部核心肌群的收缩和舒张，可促进体内经血的排出，从而降低不适感的持续时间。体育活动还可以调节大脑皮层的兴奋和抑制过程，促进某些有镇痛作用的激素释放，同样可以减轻全身性不适。

（2）但生理期毕竟是一个特殊时期，体内的各种变化与体育运动相互影响，还需要注意一些特殊事项：首先，应适当减少运动量和运动强度。一般在月经期间，身体的反应能力、适应能力和肌肉力量会有所降低，神经调节的准确性及灵活性也有所下降，因此运动强度不宜过高，时间不宜过长。其次，除避免剧烈的、大强度的跑跳动作，还应避免使腹压升高的屏气和静力性动作，以免引起子宫位置改变或造成经血过多以及子宫内膜异位等。

（3）普通女性青少年不建议月经期间进行游泳锻炼。由于月经期子宫内膜脱落，形成创面，宫颈口呈开放状态，易受到细菌感染；水温偏低加上女性全身的抵抗力有所下降，更易感冒；个别女性还会由于低温刺激引起肌肉收缩痉挛，加重痛经。因此，不建议月经期间进行水中锻炼或冷水浴。

（4）月经初潮不久的女孩子，由于内分泌周期尚不稳定，运动量更要循序渐进，不宜过大。

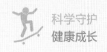
 知识扩展

游泳运动员月经期可以游泳吗

对于女性青少年游泳运动员，经血量较大的月经周期前 1 ~ 3 天，不建议下水训练或比赛。如遇特殊情况需要下水，可采用药物推迟经期或使用相关卫生用品。

 误区解读

推荐女生在生理期打篮球

错误。一般在月经期间，身体的反应能力、适应能力和肌肉力量会有所降低，因此运动强度不宜过高，时间不宜过长。同时还应避免大强度跑跳以及使腹压升高的屏气和静力性动作。建议此期间可以做强度较小的运动，如：慢跑、舒缓瑜伽和散步，而强度较大的跑跳等运动不太适宜在生理期进行。

什么运动可以促进孩子长高

大家如果吃过大棒骨，都知道四肢的骨头是长长的管状，两端有膨大。这个长长的管被称作骨干，两端膨大的部分被称作骨骺，骨干与骨骺相连接部位称为干骺端。对处于生长发育中的儿童青少年，干骺端处有一层软骨结构称为生长板，它具有维持和促进骨的纵向生长（线性生长）等重要作用。儿童青少年是骨生长的关键时期。此阶段骨形成大于骨吸收，骨量持续增加；生长板也通过不断地钙化与增生，使四肢等部位的骨不断长长。当生长发育结束后，骨干与骨骺之间的生长板闭合（即软骨完全钙化），骨就不再长长了。坚持合理的运动将有助于促进儿童青少年骨的生长和身高发育。研究证明，生活中好静、周末运动少于半小时的儿童，其达不到预期遗传身高的相对风险是平时好动、周末运动半小时以上儿童的 $1.9 \sim 3.0$ 倍。

 小课堂

运动及运动类型对身高发育的作用

（1）儿童青少年在运动中会有各种各样的力作用于骨，例如压力、拉力和扭转力等，特别是当力垂直作用于生长板时更能够显著促进骨细胞的增殖。所以，适宜的跳跃和伸展等方式的运动都可以对骨施加垂直应力，以促进骨细胞增殖，从而利于骨的长长及身高的长高。

（2）儿童青少年进行各种形式的跳跃运动（如涉及单脚跳、双脚跳、前跨跳和分腿跳等动作的运动），与地面碰撞所形成的反作用力沿着足、小腿、大腿、骨盆和脊柱向上传递，这种适当的垂直压力和肌肉活动能有效地作用于生长板，促进儿童青少年身高的增长。同时，相比于走、跑和爬这些运动，跳跃运动能产生更多的外部冲击力，有助于骨骼内矿物质的积累、骨密度的增加，使骨更加强壮。

（3）儿童青少年进行各种伸展类运动（玩单杠、秋千，进行坐位体前屈和弓式挺身等运动）时，骨承受了肌肉牵引产生的拉力和外力对骨的弯曲力；同时骨在抵抗这两种力的过程中内部形成稳

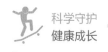
定的张力，进而刺激了骨的形成。此外，伸展类运动可以发展儿童青少年身体的柔韧性，增加肢体的活动范围，在有利于骨的发育的同时还使孩子们的动作更加舒展。

知识扩展

运动对骨骼发育的影响

（1）运动除了有助于"长个儿"，对骨的贡献还表现为促进骨量的增长。也就是说，运动能让孩子们的骨骼更强壮。

（2）对于儿童青少年来说，不适当的体育运动会对骨发育产生不利影响，主要表现在生长板过早愈合（长不高）和两侧肢体生长发育不均衡（不匀称）等；而长期缺乏运动又容易导致过早出现骨质疏松等问题。所以，运动促进孩子长高的前提一定是科学、适度和持之以恒。

X 误区解读

孩子可以从小就进行较大强度的力量训练

错误。儿童青少年骨的化学成分中水和有机物的比例较大，无机盐的比例相对较少。因此，儿童青少年的骨比较柔软，可塑性大，承重后易发生变形。同时儿童青少年可能存在肌肉力量不足，过强或过长时间的运动易造成孩子骨折。因此，儿童青少年不宜过多地承受大强度的力量练习，以免造成骨骼畸形和损伤，影响正常生长发育。

如何安排与监测孩子的运动强度

儿童青少年积极地参加运动，不仅能够促进现阶段的生长发育，更可决定其终身生活质量。任何能对身体健康发挥有益作用的运动，我们都应该考虑每周运动几次（频率）、每次运动多长时间（时间）、做什么运动（类型）以及付出多大程度的力（强度）等基本要素。为儿童青少年设计和安排运动应该包含以上这些要素。其中，保证一定的运动时间、频率与类型是日常生活中比较容易做到的，然而，家长、教师和青少年们还更应关注运动强度的多样性。

 小课堂

1. 什么是运动强度

一般是指身体活动的做功速率或进行某项活动或锻炼时所用力量的大小。通常运动中的强度可分为小（低）、中、大（高）3个等级。

2. 如何监测儿童的运动强度

（1）虽然各种强度的运动均可为儿童青少年的身心健康带来益处，但是在一定程度上，较大的运动强度可以带来更多的健康收益。特别是儿童早期的中等至较大强度的运动，与孩子的动作发展、超重肥胖预防、社会心理健康和心血管健康等均显著相关。所以，建议儿童青少年在满足每日至少180分钟身体活动的基础上，

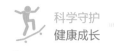

进行中等及以上强度的身体活动的时间累计不少于 60 分钟。

（2）家长们可以通过下面的简易方法判断孩子的运动强度。

1）如果在运动中，孩子心率呼吸已略微加快，可以连续说话但是不能唱歌，说明其正处于中等强度运动状态。例如，走平路，在游乐场玩耍，非比赛时进行的运动项目（羽毛球、篮球、游泳、武术、跆拳道和轮滑等）。

2）如果在运动中，孩子气喘吁吁，只能说几个字，已不能连续说话，说明此时已处于较大强度的运动状态。例如，快走、跑步、追逐或奔跑、比赛时进行的运动项目（足球、游泳、篮球、武术和跆拳道等）。

（3）兼顾简易性和准确性的孩子运动强度监测方法。

1）对于学龄儿童，可以采用脉搏或主观运动强度等级量表监测运动强度。运动结束即刻计数 10 秒钟桡动脉（手腕部）或颈动脉（颈部）脉搏，乘以 6 换算成每分钟心率。根据公式计算不同年龄的最大心率百分比。最大心率百分比 = 负荷后即刻心率 / [220 – 年龄（岁）]×100%。

等级	主观运动感觉	运动强度分类	最大心率百分比
6	安静、不费力	静息	/
7 8	极其轻松	非常低	< 50
9	很轻松		
10 11	轻松	低强度	~63
12 13	有点吃力	中等强度	~76
14 15 16	吃力	高强度	~93
17 18 19	非常吃力 极其吃力	超高强度	≥94
20	精疲力竭	最高强度	100

主观运动强度等级量表

资料来源：张云婷，马生霞，陈畅，等. 中国儿童青少年身体活动指南 [J]. 中国循证儿科杂志，2017, 12（6）: 401-409.

2）对于 3～6 岁的学龄前儿童，其运动形式往往具有瞬时性，变化较为迅速，心率反应可能落后于运动的变化。因此非专业人士可以采用《学龄前儿童体育活动强度评价量表》对幼儿的运动强度进行评估。家长们可以根据孩子在运动中的姿态、表情、面色、出汗量和呼吸状况等外貌变化特征，综合判断孩子的实时运动强度。

如何安排与监测孩子的运动强度

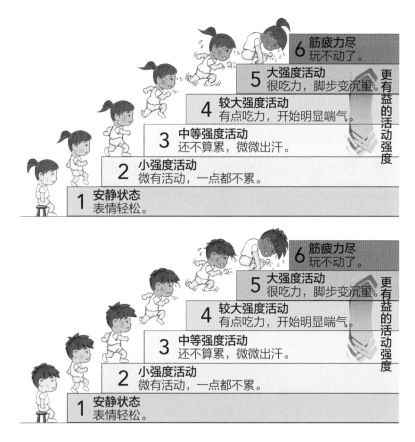

学龄前儿童体育活动强度评价量表

资料来源：罗冬梅，姚天聪，屈莎，等．幼儿体育活动强度自评量表的研制与应用 [J]．北京体育大学学报，2019，42（4）：139-149.

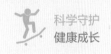

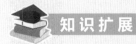 知识扩展

引导儿童进行自我运动强度评估

儿童青少年随着年龄的增大，其感知身体的能力会越来越强。因此，家长们可以教育引导儿童青少年对自身的运动强度进行评估，让他们逐渐产生有目标的自主锻炼意识，为其终身锻炼习惯的养成打下坚实的基础。

 误区解读

女孩应该做一些比较安静的运动，有一定强度的运动不适合女孩子

错误。孩子们的运动强度应该满足多样性的要求，不应只进行单一强度种类的运动。同时，虽然各种强度的运动均可为儿童青少年的身心健康带来益处，但是有一定强度的运动可以带来更多的健康收益。大人不能因为孩子的性别而限制了她们运动的多样性。

为什么孩子要有一定的户外活动

乐乐两岁半，白天被送到姥姥家。姥姥觉得户外脏、风大，因此很少带她到户外玩儿，你觉得这种做法对吗？

生活中绝大多数活动都是在室内环境进行的，因此保障儿童青少年每日有足够时间的户外活动至关重要。在户外活动时，儿童青少年有机会接受多种多样的外界环境刺激，比如不

同的气候、光照和地面材质等，这些多变的户外环境可以提高儿童青少年的身体适应能力。

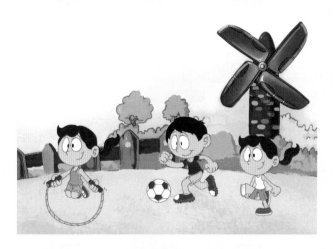

丰富多彩的户外活动

 小课堂

儿童青少年通过户外活动产生的健康收益

（1）儿童青少年每日至少应有 120 分钟的户外活动。若遇雾霾、高温、高寒等天气，可酌情减少户外活动、调整增加室内活动，不应减少每日运动总量。

（2）户外活动可在一定程度上提高儿童青少年的免疫功能、促进大脑发育。通过接触大自然中的土地、河流、雪山、森林等各种环境并进行适当的运动，有助于增强儿童青少年对环境的适应能力，提升其在各种环境中的运动能力乃至求生能力；运动加快身体的产热和散热过程，加之运动时气候、环境等条件的变化，都可以促进体温调节能力的完善，提高免疫功能；多接触大自然，使大自

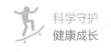

然的事物刺激大脑，可促进儿童大脑发育。

（3）户外活动还可以降低近视的发生风险。相比于室内的人造光源，户外阳光的光照更强，且自然光包含大量的不同波段的光线。阳光中短波长的光线和不可见的紫外线，皆能促进身体产生更多的维生素 D 和多巴胺。这两种物质均可有效地抑制眼轴的变长，而轴性近视正是青少年发生近视的主要原因。此外，户外视野开阔，儿童青少年能更多地眺望远处，有利于缓解因长时间视近物所引起的视疲劳。

（4）儿童青少年还可以通过户外活动得到更多的健康收益。户外广阔的活动空间，为儿童青少年提供更多的运动机会和场景；阳光照射促进身体产生的维生素 D，可以促进体内钙的吸收，促进儿童青少年的骨骼强壮；户外环境的多样性（季节变化、色彩多样、植物、昆虫等）可激发好奇心和探索精神，有利于儿童青少年认知发展；户外环境的丰富性（不同的气温，各种颜色与气味，以及质地不同、形状各异的物体等）可给予儿童青少年更多的刺激，能够充分调动其感觉系统；户外场所可能有更多与人交往的机会，促进儿童青少年社会交往能力；等等。

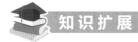 知识扩展

户外活动注意事项

（1）雾霾天气时减少或不在户外运动。这是因为运动时呼吸频率增加，通气量增多，可能会吸入更多的雾与霾中的有害物质，此时大气污染的不良影响可能超过运动带来的健康收益。因此，在雾霾、高温或高寒等恶劣天气下可酌情减少户外活动时间。但减少

户外活动并不意味着不活动，可以选择在室内进行一些小强度运动，如拉伸和静态平衡类等活动。

（2）在户外活动时要及时帮助或提醒儿童青少年增减衣物，防止因温差过大引起感冒。同时选择好户外活动时间，比如在冬天可以选择阳光充足的时间进行户外活动（如上午 10 时—下午 4 时）；而夏季要避开日晒过于强烈的时间，以免晒伤或中暑。此外，在户外活动时还要保证充足的饮水，同时注意饮水要少量多次。

（3）周末的家庭活动，要多选择在户外进行。不论是在远处的景点，还是在楼下的公园，孩子都可以既玩得开心又能促进健康。

孩子花时间运动会影响学习吗

人们有一种误区，觉得运动员"头脑简单，四肢发达"。很多家长也认为，孩子花时间运动会减少学习的时间、导致学习成绩下降。事实上，已有很多研究表明运动对儿童青少年的学习成绩可起到正向促进作用。

 小课堂

运动对学习和认知能力的促进作用

（1）具有一定频次的、中等至较大强度的有氧运动有利于促进儿童的执行功能并提高儿童的学习成绩；每周运动 4 ~ 5 次的孩子比每周运动 2 次的孩子成绩更好。

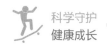

（2）中等至较大强度运动比小强度运动更能促进儿童青少年学习成绩的提高。研究表明，低年级学生通过运动，特别是中等至较大强度运动可直接或间接地促进选择性注意力提升，从而提升他们的学习成绩。也有研究显示，高年级学生每天参与中等至较大强度运动的时间越多，其学习成绩越好。因此，应该鼓励儿童青少年更多地参与运动，特别是要保证运动强度达到中等及以上水平。

（3）相比于单纯有氧运动，有认知参与的长期规律性运动能够给儿童青少年执行功能带来更大的健康收益。在进行有认知参与的运动时（如听动物叫声，立即模仿该动物奔跑；听数字找伙伴抱团等），儿童青少年需要从完成动作的神经控制中，分配出大量的注意力和认知努力。所以有观点认为，认知参与度相对较高的运动可以改善和提高孩子的认知功能，继而有助于提高他们的学习成绩。

 知识扩展

运动与学习成绩相关的内在机制

运动可能介导了皮质和皮质下大脑的结构和功能变化，增强了认知能力；运动还能增加脑灌注，提高脑血管对刺激的反应能力，以上均与认知能力的提高相关。研究显示：单次运动对儿童青少年认知功能的积极影响有限，而持续数周的运动对认知的益处更大。由此可见，儿童青少年养成长期的规律性运动习惯对于学习是如此重要！

孩子规律性运动后，如何记录身体的变化

儿童青少年正处在人一生中非常重要的生长发育时期。通过科学的长期规律性运动，孩子的身体形态、功能和运动能力等都会发生明显变化。建议家长使用一些科学的测量手段来定期记录这些变化，及时地对孩子的生长发育水平和速度进行评估。

 小课堂

家庭环境中测量与记录身体变化的方法

（1）身高：可反映儿童青少年的骨骼生长发育和人体纵向高度。可采用贴于墙壁的家用身高测量尺，最好选用钢卷尺以减少测量误差。测量过程中，孩子自然站立（两臂自然下垂，足跟靠拢，足尖分开30°～40°；足跟、骶骨和两肩胛间与立柱或墙面相接触，保持耳屏上缘与眼眶下缘最低点呈水平位）。

（2）胸围：可反映儿童青少年胸廓的大小和肌肉发育状况，也反映了孩子的身体形态和呼吸器官的发育状况。测量时，孩子两足分立与肩同宽，两上肢自然放松下垂。测试者面对孩子，将带状软皮尺上缘经背部肩胛下角下缘绕至胸前。男性和乳房未发育的女童，带尺下缘可经乳头点测量；而乳腺已发育的女童，则带尺下缘应经过乳头上方的两个横指处（从侧面看，保证带尺围成的圈在一个水平面上）测量。同时，也可测量孩子分别在最大吸气末时与最

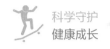
大呼气末时的胸围，求得二者的差值（呼吸差）反映孩子的呼吸功能。

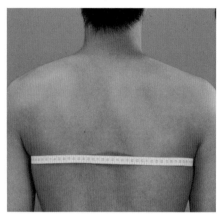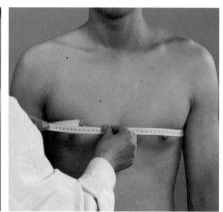

胸围测量示意图

（3）立定跳远：可反映儿童青少年的全身协调能力和下肢爆发力。在平坦地面（地面不要过滑）上画出或设立起跳线（可用线绳或胶带），最好在起跳线前方要备有沙坑或软地面；以起跳线内缘为零点垂直拉一条长 3 米的带尺；准备直角尺一把（非专业人士可用书本直角等替代）。测试时孩子两脚自然分开，站立在起跳线后，然后摆动双臂，双脚蹬地尽力向前跳。测量时观察孩子双脚的着地点，测量靠后一脚的足跟处，用直角尺的一条直边与带尺重合。带尺上的数值即为测试结果。

（4）坐位体前屈：可反映儿童青少年的柔韧素质。孩子的柔韧素质会随着年龄的增加而逐渐降低，应定期在家中进行坐位体前屈的测试，警惕孩子柔韧素质的过快下降。家长们在家里可选用放置了钢卷尺的长凳或地面开展测试。

测试方法：①测量前，先准备一个矮的竖直面（如小凳子面或方盒等），要确保该物体牢固不动。②测量时，让孩子先脱鞋坐下，双腿向前伸直，脚跟并拢，脚尖自然分开，整个足底面紧贴在竖直面上；然后双手并拢，掌心向下手指平伸，膝关节伸直，上体前屈。③将钢卷尺与

教你测量孩子的柔韧素质

孩子的腿平行地放置在地面上（与竖直面垂直），并将钢卷尺 20 厘米处置于竖直面位置，作为测试的零点。④让孩子双臂向前伸平，缓慢（不能猛冲）向前移动，直到不能继续向前为止（注意在手前伸过程中，孩子的膝关节必须始终伸直）。⑤记录此时孩子双手中指尖能达到的钢卷尺上刻度。

测试结果判断：若中指尖超过竖直面所在的 20 厘米刻度时为正数，反映其柔韧性尚好；此数值越大，说明柔韧性越好。

 知 识 扩 展

家庭环境测量与记录身体变化的注意事项

（1）身高测量：一天内身高的变动在 1.5 厘米左右。清晨起床时最高，夜晚最低。这是由于经过一天的活动，椎间盘被压缩，椎体间隙变小；同时由于肌肉和韧带的疲劳，使脊柱的弯曲度增加、足弓变浅等致使身高变矮。经过一夜的睡眠，身高又可复原。因此，一般应在清晨或上午测量孩子身高为宜。

（2）立定跳远测量：孩子起跳前，双脚均不能踩线、过线。起跳时，不能有垫跳、助跑、连跳等动作。

（3）坐位体前屈：测试前应让孩子做好准备活动，充分热身避免拉伤。建议在条件允许的情况下，利用专业的坐位体前屈计准

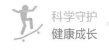

确评价孩子的柔韧素质。

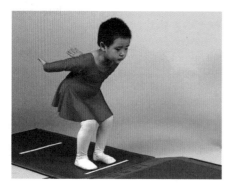

立定跳远准备动作

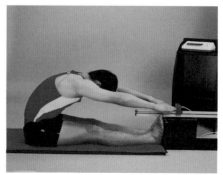

专业版坐位体前屈测试示意图

 误区解读

1. 立定跳远时观察孩子双脚的着地点，测量起跳线至前脚足尖处的距离

　　错误。立定跳远时应观察孩子双脚的着地点，特别是靠后一脚的足跟处，测量起跳线至后脚足跟处的距离。

2. 孩子的柔韧素质会随着年龄的增加而逐渐提升

　　错误。一般来说，孩子的柔韧素质会随着年龄的增加而逐渐降低。家长们应在家中开展定期的坐位体前屈测试，警惕孩子柔韧素质的过快衰退。

答案：1.C；2.D；3.×

健康知识小擂台

单选题：

1. 儿童青少年在全天内各种类型的身体活动时间累计应**至少**达到（　　）

   A. 60 分钟　　　　　　　B. 120 分钟

   C. 180 分钟　　　　　　D. 240 分钟

2. 以下**不属于**久坐行为的是（　　）

   A. 躺在沙发上看电视　　B. 乘坐长途大巴车外出

   C. 靠在床上玩手机　　　D. 在琴房练钢琴

判断题：

3. 儿童不应过度追求力量的增长，因此不用进行力量练习。（　　）

身体活动
自测题

（答案见上页）

睡眠

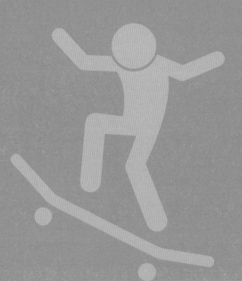

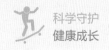

众所周知，睡眠对于儿童的生长发育至关重要。儿童正处于快速生长发育期，不同成长阶段的睡眠问题不尽相同，这些问题也给其家庭带来了不小的困扰。本章将围绕儿童期睡眠与觉醒的发展规律、常见的睡眠问题及干预手段等进行介绍。

科学睡眠

儿童每天应该睡多长时间

儿童期是睡眠节律发展的重要时期，不同年龄段儿童的睡眠需求和睡眠节律并不相同。虽然睡眠需求因人而异，但一些有科学依据的参考数据可以帮助我们确定孩子是否获得了成长过程中所需的睡眠。

 小课堂

1. 儿童睡眠与觉醒的发展规律

睡眠是保证儿童生长发育的基本要素，一般说来年龄越小，睡眠时间越长。儿童在早期发育过程中，就逐步形成了具有昼夜节律的睡眠。具体发展规律如下。

（1）新生儿的睡眠呈片段化，每次持续 2~3 小时，无明显昼夜节律。

（2）4~5 个月时，24 小时昼夜节律基本形成，睡眠时间越来越多集中在夜晚。

（3）1 岁左右婴幼儿，基本可以建立比较稳定的睡眠模式，即长时间的夜间睡眠和白天 2 次小睡。1～2 岁期间，绝大部分幼儿白天小睡减少到 1 次。

（4）6 岁以上的宝宝一般不再需要日间长时间的小睡，但仍推荐适当的午睡。

2. 儿童推荐睡眠时间

（1）学龄前儿童：《0 岁～5 岁儿童睡眠卫生指南》（WST 579—2017）推荐 0～5 岁儿童每天总睡眠时间为：0～3 个月龄 13～18 小时；4～11 个月龄 12～16 小时；1～2 岁 11～14 小时；3～5 岁 10～13 小时；儿童睡眠时间受到种族、环境、气质类型、疾病等多种因素影响，同时还存在个体差异。

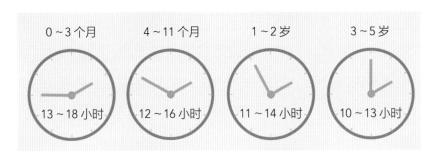

0～5 岁儿童推荐睡眠时间

（2）学龄期儿童：《中小学生一日学习时间卫生要求》（GB/T 17223—2012）国家标准和《教育部办公厅关于进一步加强中小学生睡眠管理工作的通知》（教基厅函〔2021〕11 号）都对学生睡眠时间做出明确要求。根据不同年龄段学生身心发展特点，确定小学生每天睡眠时间不应少于 10 小时，初中生不应少于 9 小时，高中生不应少于 8 小时。

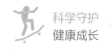
3. 如何判定孩子的睡眠是否充足

（1）入睡时间正常，通常能在 20 分钟内入睡，没有拒绝或拖延就寝时间和入睡困难。

（2）睡眠中没有夜醒或偶尔醒来（6 个月内婴儿可能需要夜间喂食）。醒后可以很快自行入睡，没有鼾症、呼吸困难或其他问题。

（3）睡眠时间基本符合推荐范围。

（4）早晨起床后没有困倦感，头脑清楚，注意力集中。

4. 睡眠不足对儿童青少年健康有哪些损害

睡眠不足对儿童青少年体格发育、认知功能、行为和情绪等都有着广泛影响。

（1）体格发育：持续性睡眠不足是儿童青少年超重 / 肥胖发生的危险因素。睡眠阶段是生长激素分泌的高峰期，长期睡眠不足不利于生长激素的分泌，影响身高增长，尤其是在儿童早期。

（2）认知功能：睡眠不足可以导致神经认知功能的低下，进而影响学习能力、记忆巩固和执行功能，甚至还会增加意外事故发生风险。

（3）行为和情绪问题：睡眠不足会引起一系列行为和情绪问题，如白天嗜睡、多动、注意力不集中、冲动、易怒、哭闹不止、自我控制能力差等。

（4）其他健康问题：长期睡眠不足会影响内分泌以及代谢功能，导致免疫力低下等。

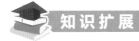 知识扩展

1. **我国政府对儿童青少年健康睡眠的政策要求**

《教育部办公厅关于进一步加强中小学生睡眠管理工作的通知》（教基厅函〔2021〕11号）（简称《通知》）中提出以下七方面要求。

（1）加强科学睡眠宣传教育。

（2）明确学生睡眠时间要求。

（3）统筹安排学校作息时间。小学上午上课时间一般不早于8:20，中学一般不早于8:00。

（4）防止学业过重挤占睡眠时间。中小学校要使小学生在校内基本完成书面作业、中学生在校内完成大部分书面作业。校外培训机构培训结束时间不得晚于20:30，不得以课前预习、课后巩固、作业练习、微信群打卡等任何形式布置作业。

（5）合理安排学生就寝时间。小学生就寝时间一般不晚于21:20；初中生一般不晚于22:00；高中生一般不晚于23:00。

（6）指导提高学生睡眠质量。

（7）加强学生睡眠监测督导。

2. **家长如何帮助儿童建立良好的睡眠习惯**

尽早建立良好的睡眠习惯不仅有利于儿童早期的身心发育，而且对其成年期的身心健康也有着深远影响。家长可以从以下几个方面帮助儿童建立良好的睡眠习惯。

（1）睡眠环境：卧室应空气清新，温度适宜。可在卧室开盏小夜灯，睡后应熄灯。不宜在卧室放置电视、电话、电脑、游戏机等设备。

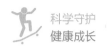

（2）睡床方式：婴儿宜睡在自己的婴儿床里，与父母同一房间。幼儿期可逐渐从婴儿床过渡到小床，有条件的家庭宜让儿童单独一个房间睡眠。

（3）规律作息：从 3～5 个月起，儿童睡眠逐渐规律，宜固定就寝时间，一般不晚于 21:00，但也不提倡过早上床。节假日仍保持固定、规律的作息。

（4）睡前活动：安排 3～4 项睡前活动，如洗漱、如厕、讲故事等。活动内容每天基本保持一致，固定有序，温馨适度。活动时间控制在 20 分钟内，活动结束时，尽量确保儿童处于较安静状态。

（5）入睡方式：培养儿童独自入睡的能力，在儿童瞌睡但未睡着时单独放置小床睡眠，不宜摇睡、搂睡。将喂奶或进食与睡眠分开，至少在幼儿睡前 1 小时喂奶。允许儿童抱"安慰物"入睡。儿童哭闹时父母先耐心等待几分钟，再进入房间短暂待在其身边 1～2 分钟后立即离开，重新等候，并逐步延长等候时间，帮助儿童学会独自入睡和顺利完成整个夜间连续睡眠。

 误区解读

1. 学生在学校学习不需要午休

这种认识是错误的。学校、家庭及有关方面应共同努力，确保中小学生睡眠时间充足。适当的午睡有助于改善困倦、保护视力、巩固记忆和提高学习能力与效率。上文《通知》中也提出，要从保证学生充足睡眠需要出发，结合实际情况合理确定中小学作息时间，有条件的地方和学校应保障学生必要的午休时间。

2. 学龄期儿童一天睡眠时间不低于 8 小时即可

这种说法不确切。根据不同年龄段学生身心发展特点，小学生每天睡眠时间应达到 10 小时，初中生应达到 9 小时，高中生应达到 8 小时。

儿童常见的睡眠问题有哪些

不同年龄段儿童的身心特点不同，其常见的睡眠问题也是不同的，下面让我们一起来了解一下不同年龄段儿童常见睡眠问题。

 小课堂

1. 不同年龄段儿童常见睡眠问题

不同年龄段儿童的睡眠不仅有其各自的特点，常见睡眠问题也不相同。

（1）婴儿期：大于 6 个月的婴儿，通常多表现为入睡困难和 / 或睡眠维持障碍，如就寝时间延迟和拒绝入睡、需要依靠安抚或某种物品等才能启动睡眠或醒后再次入睡、夜间频繁醒来。

（2）幼儿期：就寝时间延迟或拒绝上床睡觉、夜间频繁醒来或对夜晚独自睡眠感到害怕和焦虑比较常见。此外，还有鼾症，夜惊，夜间突发惊恐、尖叫，梦魇和磨牙等问题。

（3）学龄前期：常见有入睡困难、鼾症、夜惊、梦魇和磨牙，5 岁以上儿童还常见夜间遗尿。

（4）学龄期：这个时期的儿童睡眠不安、夜惊等问题逐步减

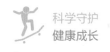
少，更多地表现为就寝时间晚、睡眠不足、白天嗜睡、睡眠不规律以及睡眠焦虑、发作性睡病等。

2. **不同年龄段的宝宝睡觉不踏实的问题**

不同年龄段的宝宝睡觉不踏实的表现不尽相同。

（1）0～3个月：入睡后哼哼唧唧、小动作多，这是由于刚出生不久的小婴儿神经系统发育很不完善所致。

（2）3～6个月：此时的宝宝刚学会翻身，有时会出现不舒服的睡姿，甚至会出现翻身时惊醒自己的情况。

（3）6个月以上：6个月后生理上不再需要夜间喂养，所以大部分夜醒会随着宝宝长大自然消失。此外患病、假期、分离焦虑和正常发育里程碑（如站、爬等）等也会导致夜醒暂时出现，无须过于焦虑。但仍有25%～50%的婴儿频繁夜醒，有些会持续到学龄期。这主要与不恰当的睡眠关联（如夜间喂奶、拍抱、摇晃）有关。

3. **夜间醒来号啕大哭的问题**

婴幼儿夜哭是常见现象，多为夜间睡眠不安的表现。睡眠觉醒节律紊乱、进食过多、饥饿、尿床、衣服不适、室内过热或过冷、听惊险故事、白天不良事件、生病等都可导致夜哭，还有为了吸引大人注意力的心理性哭闹。

4. **怕黑难以入睡的问题**

大多数儿童都有睡前或夜间恐惧的经历。除怕黑外，与家人分离、白天不良事件、想象中的怪物和入侵者等也是常见原因，这会随着孩子年龄增长而减少。

5. **晚上各种拖延不能按时入睡的问题**

拒绝就寝在幼儿和学龄前儿童中发生率为10%～30%，常伴夜醒。家长管教方式不良、过高期望，睡眠环境限制（如同屋）及儿童难养型气质等都会引起就寝困难。帮助孩子建立良好的睡眠习惯是解决就寝困难的关键。

6. 夜惊的问题

表现为哭泣、尖叫、呼吸急促、皮肤潮红、出汗、极度恐惧等，一般见于 4~12 岁儿童，青春期前期逐渐自行消失。

知识扩展

1. 儿童睡眠问题的评估方法

根据《0 岁~5 岁儿童睡眠卫生指南》（WS/T 579—2017）推荐，首先通过关键问题（儿童一天 24 小时总共睡多长时间；儿童入睡需多长时间，是否有就寝问题；儿童睡眠中是否会经常醒来、打鼾、呼吸困难或有其他问题）进行门诊初步评估，评估儿童可能存在的睡眠问题，进而采用儿童睡眠相关量表或评估问卷进行评估。若评估结果呈阳性，则应当进行医学评估和诊断。

儿童睡眠评估工具的使用则需要根据儿童年龄和评估目的进行选择。目前用于儿童睡眠评估的工具可分为主观和客观两种。常用的主观评估工具有睡眠日记、简明婴儿睡眠问卷（0~2 岁）、儿童睡眠习惯问卷（4~12 岁）、简体中文版儿童睡眠问卷（2~18 岁）、儿童睡眠障碍量表（4~16 岁）等。常见的睡眠客观评估工具有多导睡眠监测和体动记录仪。

2. 婴幼儿睡不踏实的科学应对方法

应根据孩子性格、父母接受度以及家庭教养方式进行选择。

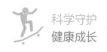

（1）对于 6 个月以上的婴儿可以停止夜间喂养，避免不适当睡眠关联和加强夜醒。夜间喂养可以突然断奶，也可逐渐减少喂养次数、奶量或持续时间（例如，每晚减少 1 分钟）。

（2）帮助孩子建立良好的睡眠习惯，培养其独自入睡的能力。

（3）逐步消除法：把孩子在犯困还未睡着时放到床上，逐步延长等待时间去观察，通常以 5 分钟为增量，随后每晚最初等待期增加 5 分钟（具体时间和频率由家长决定）。予以 1～2 分钟简短的安抚，可轻拍肩膀，不要抱起孩子。若夜醒持续存在，几周后可能需要在夜间进行类似观察。另外在最初几个晚上要做好"变好前先变更坏"的心理准备。

（4）适当增加白天活动时间和强度。

3. 婴幼儿夜间醒来号啕大哭怎么办

（1）营造温馨适宜的睡眠环境，建立良好睡眠习惯，减少夜醒发生。

（2）渐进忽视，如果孩子夜醒后哭闹，等待几分钟再去安抚，安抚要简短，可轻拍不要抱起孩子，不要待他 / 她不哭或者入睡后再离开，然后逐步延长等待时间。

（3）有必要及时就诊。

4. 给您支招，解决孩子入睡拖延

（1）与孩子共同设置一个固定的适宜就寝时间，严格遵守。起初可暂时将就寝时间设定在当前的睡眠开始时间，逐渐推进（如每天提前 15 分钟），直到达到理想的就寝时间，可减少孩子的抗拒。

（2）指令清楚。提前告诉孩子到就寝时间了，指令要坚定，且与身体语言一致。

（3）建立清晰的午睡规则，建议在下午 3 点以前结束午睡。

（4）确保良好的睡眠环境、睡前活动和入睡方式。

（5）适当增加白天身体活动时间和强度。

另外，在行为管理过程中家庭成员要保持一致。可设置适合孩子年龄的奖励规则，强化孩子的积极行为，避免惩罚。

5. 巧处理孩子大了不能分房睡眠的烦恼

应对原则：实现分房睡需要循序渐进，不可操之过急。

（1）先让孩子在父母房间时睡在自己的小床上，帮助他 / 她逐步适应单独小床睡觉。然后再逐渐拉开小床与大床的距离，直到让孩子转移到自己房间睡觉。

（2）当孩子在自己房间入睡时，起初父母可以待在床边陪伴他 / 她，后面每天逐渐拉开与床的距离，直到孩子完全不需要父母出现就可以自己入睡。

（3）刚开始分房睡时，孩子可能会跑回父母房间，这时要一边安抚一边坚定地把孩子带回他 / 她的房间，父母可在床边陪伴他 / 她再次入睡，但不要过度干预，以免增加夜醒。

（4）给孩子安全的安抚物品，如毛毯和动物玩具。

（5）给予孩子更多关注和爱抚。在白天和入睡前，让孩子保持愉快。

6. 夜惊的具体处理方法

（1）帮助孩子建立健康睡眠习惯，确保充足睡眠和规律的睡眠 - 觉醒时间。

（2）避免摄入含咖啡因的食物和饮料。

（3）发作时不要唤醒他 / 她，可安静地站在附近，不要互动。

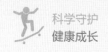
第二天不要讨论，因为这可能导致拒绝就寝和睡眠不足。

 误区解读

1. 想让宝宝尽快入睡，可以让她／他吃着奶睡觉

这种做法是错误的。将喂奶或进食与睡眠分开，至少在幼儿睡前 1 小时喂奶，帮助孩子学会独自入睡和顺利完成整个夜间连续睡眠。

2. 婴幼儿一出现睡眠不安，马上就干预

这种做法并不可取。婴幼儿神经发育尚未完善，入睡后身体活动多、哼哼唧唧相对成人更多，如果家长每次都去干预，有时反倒弄巧成拙，不仅可能吵醒宝宝，而且阻碍了宝宝养成独立入睡的能力。

睡眠状态下的身体变化

我们一生中大约 1/3 的时间处于睡眠状态，睡眠状态时身体情况完全不同于清醒状态。下面一起来了解一下睡眠状态下我们身体的变化。

 小课堂

1. 睡眠是人体被动的休息状态吗

人类维持睡眠和保持清醒一样，都是主动活动的过程，是神经

系统对机体进行精心调控后达到的特殊状态。

2. 入睡后各器官的功能会有什么变化

睡眠状态各器官的功能显著不同于清醒状态。在睡眠期间，大部分器官的活动减少，但有些器官的活动则较清醒时增多。

睡眠期精神心理活动也发生了显著变化。入睡后主要的精神心理活动就是做梦。低龄儿童往往分不清梦境与现实，如果此时做梦的内容是恐怖或者悲伤的，那么儿童出现哭闹等行为也不难理解了。

 知识扩展

睡觉时孩子身体抖动需要看医生吗

很多家长发现孩子刚睡着的时候，身体突然发生短暂抽动。这种现象在医学上称为睡眠惊跳，儿童常伴有坠落感。目前其机制尚不明确。家长不必过于担心，一般出现这种情况，安抚观察即可，无须特殊处理。儿童神经系统逐步发展完善后，这种现象会逐渐减少。

睡眠能储存和透支吗

银行里的钱可以先存起来，等需要用的时候再取出来。那我们的睡眠可以平时多存点，然后连续几天熬夜透支吗？

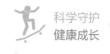
 小课堂

睡眠能储存和透支吗

遗憾地告诉大家，答案是否定的，睡眠是不能储存和透支的。

平时熬夜，周末补觉的方法并不可取。周末长时间的补觉并不能逆转睡眠不足的不良影响，反而还可能造成睡眠觉醒节律紊乱。有研究表明睡眠剥夺后，即使连续补觉一周，也不能完全恢复睡眠剥夺造成的不良后果。

目前中国儿童青少年睡眠不足，不仅低于其他国家，也低于几十年前我国同龄人群。导致这种现象的原因很多，且很难在短时间内彻底改变这种情况。

 知识扩展

补救睡眠的小技能

儿童及青少年睡眠"负债"如此普遍，严重影响他们的身心健康和生活质量，如何应对和补救才更为科学呢？

（1）保持日常的作息规律是关键。

（2）必要时记录睡眠日记。每天只需要几分钟的时间写睡眠日记，就能了解填写者的睡眠模式及影响睡眠的各种因素，有利于后续更有针对性地进行干预。

（3）没有入睡困难等问题的小朋友可以尝试白天小睡来改善睡眠不足对儿童白天功能的影响，但是时间不宜过长。

（4）偶尔晚睡，第二天可以较平时早上床15～30分钟。

（5）必要情况下及时寻求医务人员的帮助。

睡眠中孩子的呼吸问题有哪些

　　幼儿园大班的豆豆是班上有名的"午休呼噜娃"，每次午休的时候整个午休房回荡着他响亮又不规律的呼吸声，有时伴有持续 20 秒左右的呼吸停止。由于豆豆一直和家长分房睡，打呼噜的问题一直没被家长重视。今天豆豆的妈妈终于因为豆豆打呼噜的事被叫到幼儿园。豆豆去医院的什么科室就诊合适呢？

 小课堂

1. 小孩子打呼噜该看哪个科室呢

　　如果您家的孩子 1 周超过 3 个晚上睡觉时发出响亮的呼噜声，睡觉时张着嘴巴，呼吸费力，白天困倦，注意力不集中，烦躁，脖子前倾，有时抱怨头痛，这些信号都提示孩子可能存在一种叫作"儿童阻塞性睡眠呼吸暂停综合征"的疾病。这是一类睡眠呼吸的问题，严重的可以引起小朋友认知行为障碍、心血管并发症、颅面发育异常，甚至导致生长发育迟缓，建议及时就诊。一般儿童打呼噜多是腺样体、扁桃体肥大导致，可到儿童睡眠科、耳鼻咽喉科、呼吸科就诊。

2. 孩子入睡后呼吸动作停止 20 多秒，正常吗

　　虽然儿童由于呼吸中枢尚未发育成熟，容易出现呼吸节律的问题，但如果孩子入睡后呼吸动作停止大于 20 秒，就需要密切关注

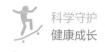

了，千万不能大意。评估儿童睡眠中呼吸暂停情况，需要详尽的病史、体格检查以及睡眠监测等辅助检查，以方便判断呼吸暂停的类型及其严重程度。特别是夜间呼吸暂停的次数较为频繁，甚全出现了面色青紫、睡眠不安、觉醒等不适，就不正常了，建议尽早就医，及时获得正规的诊疗和随访。

3. 腺样体肥大如何影响睡眠质量

　　腺样体是位于鼻腔后部，鼻咽顶后壁的一团淋巴组织，表面呈橘子瓣样。腺样体在儿童 2 ~ 6 岁时开始逐渐增生长大，到 8 ~ 10 岁以后逐渐萎缩变小。在这个过程中，如果反复出现上呼吸道感染等炎症因素的刺激而出现病理性增生，导致患儿出现打鼾、张口呼吸等症状，就叫腺样体肥大。患儿会出现鼻塞、持续流涕、张口呼吸、睡眠打鼾、睡眠不安等一系列症状，严重者还会影响听力，出现中耳积液、听力下降等症状。如果没有及时治疗，这些症状持续存在，患儿就会逐渐出现睡眠缺氧的症状，造成生长发育障碍及智力受损。长期张口呼吸也会导致颌面骨发育障碍，出现颌骨变长、腭骨高拱、牙列不齐、上切牙突出、唇厚、上唇上翘、面容呆滞等，也就是很多家长非常关注的腺样体面容。腺样体面容一旦形成，难以恢复，会严重影响孩子的颜值。所以，如果儿童出现睡眠打鼾、张口呼吸等腺样体肥大症状，应该及时进行治疗，防止腺样体面容的形成。电子鼻咽镜或鼻咽侧位片检查可以清楚地呈现出腺样体肥大堵塞后鼻孔的程度。

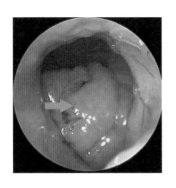 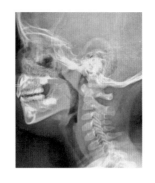

电子鼻咽镜显示腺样体肥大　　鼻咽侧位 X 射线摄影片显示
腺样体肥大，堵塞呼吸道

 知识扩展

儿童腺样体手术的利与弊

　　腺样体是人体正常的免疫器官之一，所以它有一定的免疫防御功能，如果是仅有轻微肥大，没有睡眠打鼾、憋气等呼吸道阻塞症状，就不需要考虑手术治疗；或者只是轻微打鼾，感冒后才出现症状，且病史较短的情况，一般药物保守治疗就能缓解，也不需要手术治疗。只有症状比较明显，病史较长，存在中重度阻塞性睡眠呼吸暂停综合征，保守治疗不缓解等符合手术适应证的情况下，才考虑手术切除腺样体。

　　腺样体肥大的孩子会出现睡眠打鼾、张口呼吸、呼吸暂停（憋气），造成夜间长期慢性缺氧，影响孩子生长发育。长期张口呼吸也会导致腺样体面容，或者出现并发症，导致中耳积液、听力下降等症状。手术有利的方面就是改善了鼻腔通气，晚上睡觉不再需要张嘴呼吸，帮助孩子形成正常的经鼻呼吸模式。患儿夜间不再张口呼吸，也能预防腺样体面容的形成。有睡眠憋气和呼吸暂停的孩

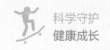
子，术后纠正了夜间缺氧，对孩子的生长及智力发育都有良好的促进作用。同样，因为腺样体肥大而导致的反复鼻炎、鼻窦炎、中耳炎等相关疾病，也会在腺样体切除术后得到改善。

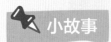 小故事　　"龅牙小子"去整牙，口腔医生居然让他先去做睡眠监测

邻居家的小亮 6 岁了，小时候长相很可爱，随着年龄的增长，大有要"长残"的架势。终于有一天，小亮的妈妈决定带他去整牙，以找回丢失的容颜。可他们到了儿童口腔科，医生居然让他先去做睡眠监测。小亮妈妈很疑惑，担心是不是医生搞错了。

原来"龅牙小子"并非天生就是龅牙，反复腺样体肥大导致其长期张口呼吸，逐步发展出了腺样体面容（牙齿不齐、上切牙突出、唇厚、鼻子变扁等）。如果张口呼吸的原因不改善，即使勉强整牙，不光效果差，还容易反复。腺样体面容一旦形成，难以恢复。腺样体肥大的早发现、早诊断、早治疗非常重要，而整夜睡眠监测正是诊断腺样体肥大是否造成阻塞性睡眠呼吸暂停综合征的"金标准"。

孩子仿佛"睡神附体"是怎么了

倩倩从小就比同龄的小朋友睡得多，家人以为长大些就会好，一直没有重视。倩倩现在上三年级了，功课越来越紧张，但是睡觉需求却越来越多了，有时候吃着饭、上着课、走着路就睡着了，大笑后还会莫名其妙地瘫倒。倩倩妈妈曾经请了几

个"神婆婆""转世神童"给倩倩治病，不仅不见好，情况还比之前更严重了。大家觉得倩倩生了什么病？

小课堂

儿童嗜睡常见原因知多少

首先，对于儿童来说，嗜睡的主要原因是睡眠不足。不同年龄段的儿童睡眠需求不尽相同，需要了解儿童每天应该保证的睡眠时间，判断孩子是否拥有充足的睡眠。

其次，睡眠-觉醒时相延迟的儿童及青少年也会出现这种情况，在青少年中更为普遍。这类人倾向于"夜猫子"的昼夜偏好，导致白天困倦的原因是实际睡眠和觉醒的时间显著迟于常规睡眠和觉醒时间，由于上学时间是固定的，必然导致这些儿童及青少年的总睡眠时间缩短。同时可伴有难以叫醒、反复迟到、上课困倦的情况。

最后，部分嗜睡严重的儿童，甚至在吃饭、说话、运动的过程中都会出现难以抑制的困倦，就要考虑可能是发作性睡病。患有这种疾病的小朋友同时可伴有猝倒、入睡前幻觉、睡眠麻痹等更为特殊的表现。其他原因，如儿童鼾症、贫血等慢性躯体疾病均可以出现白天嗜睡的情况，家长可根据儿童其他的伴发症状，到相关科室就诊。

 知识扩展

假期晚睡晚起但睡眠时长比平时还多，健康吗

儿童及青少年平时睡眠不足，假期作息相对懒散，这时往往睡

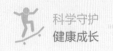

眠的总时间是充足的，但是入睡时间较平时推迟很多，且作息不规律。相对于儿童，这种情况在青少年中更为普遍。但有研究表明睡眠不规律的后果有时比睡眠不足的后果更为严重。建议儿童青少年在周末和假期也要保持平时的作息规律，如果想增加一些总睡眠时间，可适当提前上床时间，有午睡习惯的小朋友，建议假期继续保持。

 误区解读

儿童睡眠需求量大，不存在嗜睡的现象

错误。儿童虽然本身睡眠的需求量较大，但也存在嗜睡现象。如果小朋友白天反复出现与其年龄不符的困倦表现，提示其有嗜睡的可能。儿童嗜睡原因有睡眠不足、睡眠-觉醒时相延迟、发作性睡病、鼾症、贫血等。

孩子每天晚上说梦话，算病吗

佳佳平时就爱说梦话，最近因为要代表学校参加生物竞赛，复习强度比较大，梦话更加严重。佳佳妈对此很担心。现在正是备考的关键时期，孩子这个样，需要尽快到医院看看吗？考完试再去看，不会给耽误了吧？看看说梦话把佳佳妈给纠结的，你觉得佳佳妈有必要这么担心吗？

128

小课堂

梦话

说梦话在医学上称为梦语症（又名梦呓），其表现形式多样，不仅可以是清晰或者不清晰的言语，还可以是歌声、笑声、哭声、叹气等不同的表现形式，甚至没有发出声音的嘴唇动作也可认为是梦呓的一种。

 知 识 扩 展

爱说梦话需要治疗吗

说梦话虽然是睡眠障碍的一种，但家长并不需要过于担心，大多数梦话并不需要特殊的治疗，我们可以根据具体情况帮助孩子减少说梦话的情况，比如避免劳累、缓解压力、积极治疗躯体疾病等。

孩子为什么会梦游，梦游时要叫醒吗

　　为什么有些人明明睡着了，还能在房间里走来走去，甚至还能出门；他们会不会伤害到自己呢？让我们来一探究竟。

 小课堂

什么是梦游

梦游在医学上称为睡行症，是在深睡眠中发生的部分觉醒。常

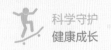

常发生在前半夜,持续时间较短,一般为数分钟,少数可持续半个小时左右,第二天儿童不能回忆。遗传因素在梦游的发生中起到一定的作用,同时睡眠不足、心理社会压力、声音刺激等都可作为诱发因素。睡行症状常常在青春期前后消失。儿童睡行发作时一般不会伤害到自己,但此时儿童痛阈较高,很难唤醒,受伤时不易清醒。

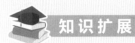

孩子正在梦游,家长应该怎么做? 可以叫醒孩子吗

　　强行唤醒后,儿童可能会出现恐惧、烦躁不安等,因此不建议叫醒正在梦游状态的小朋友。家长可尝试引导儿童睡回床上。卧室周围环境尽量安全、安静,窗户锁好,必要时排除癫痫等疾病。

梦游发作中的儿童意识十分清晰,并且能准确地回答各种问题

　　错误。梦游是在深睡眠中发生的部分觉醒,睡行中的儿童意识并不清晰,因此不能准确地回答问题,家长也需要注意卧室周围环境安全。

半夜里孩子磨牙吱吱响,怎么办

　　孩子夜间磨牙一定就是肚子里长了寄生虫吗? 真相又是什么?

小课堂

磨牙的危害和原因

孩子夜间磨牙不仅会损害牙齿及牙周组织，还可能导致头痛、下颌肌肉疼痛、疲劳等不适。磨牙的发病率往往随着年龄的增长而减少。儿童夜间磨牙与儿童打鼾、牙齿咬合不良、精神心理因素、某些元素缺乏、遗传因素等有关。目前学术界普遍认为磨牙是伴有一定程度的觉醒并有中枢神经介导的一种睡眠行为问题，发病机制尚不清楚。

 知识扩展 /////

什么样的磨牙需要干预，如何干预

当磨牙对孩子产生不良影响时，就需要临床干预了。对于儿童夜间磨牙的处理，积极寻找病因是关键，以便得到更为合理的干预。

使用咬合板是磨牙最为常用的治疗方法，能够减少牙齿损害，减轻疼痛，使咬合更为固定。心理咨询、放松训练等可以减轻儿童心理压力，需要专业人士进行干预。磨牙导致的咀嚼肌酸胀等不适可予以按摩咀嚼肌、放松运动等进行缓解。部分牙齿咬合不良的儿童，必要时须进行正畸治疗。

孩子夜间磨牙的原因很多，并非所有的儿童出现磨牙症状都必须治疗，对于什么情况下需要临床干预目前尚无明确的标准。

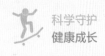

 误区解读

小孩子磨牙不要紧，乳牙总是要换掉的

有这种想法的家长真是太大意了。儿童在换牙期（6~13岁）为了让上下牙齿磨合得更好，普遍存在磨牙的现象。但是换牙期前就出现长期频繁的磨牙还是需要关注的。如果磨牙的原因未得到恰当的观察和干预，孩子换牙期后还可能继续磨牙，到时候不仅干预的效果差，干预的难度也更大。

睡眠中孩子经常尿床正常吗

　　胖虎今年6岁了，按理说这个年纪早就不该经常尿床了，但是他1周还是尿床3~5次。每次尿床后，妈妈虽然都积极地帮他处理，但同时也不忘数落他，"都多大了还天天尿床，丢不丢人？"孩子为此感到很羞愧，每次被发现，都想找个地缝钻进去。

 小课堂

什么是遗尿

　　5岁以上的儿童，睡眠时反复出现不能控制的排尿，发生频率每周超过2次，这种情况持续至少3个月，应该考虑遗尿。

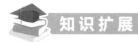 知识扩展

儿童遗尿，家长应该记录哪些资料方便就诊

　　家长在就诊时，提供重点突出又详尽的资料能够帮助医生更好地评估儿童的病情，做出更为准确的诊疗方案。建议就诊前准备以下资料：遗尿的频率、排尿异常情况（如尿频、尿急、尿痛、排尿间断等）及遗尿对儿童及其家庭的影响程度、是否有非遗尿期及其具体情况、每天总共摄入的液体量和排尿量、排便情况（特别是便秘或者大便失禁）、家族史（家族里其他成员是否有遗尿情况）、既往诊疗情况、初次遗尿时有无特殊的生活事件发生等。

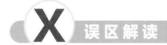 误区解读

孩子尿床属于发育尚未完善的正常表现，随着年龄的增长都能完全恢复

　　错误。有些患儿持续到成人仍不能完全缓解。孩子年龄超过 5 岁，睡眠时反复出现不能控制的排尿，每周超过 2 次，持续至少 3 个月，应该考虑遗尿，并建议到医院就诊。

答案：1. C；2. C；3. √

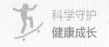

健康知识小擂台

单选题：

1. 关于儿童睡前活动，下面**不推荐**的是（　　）

　　A. 固定有序

　　B. 温馨适度

　　C. 活动内容根据孩子兴趣随时调整

　　D. 时间控制在 20 分钟内

2. 儿童及青少年睡眠不足如此普遍，关于科学补觉的说法**错误**的是（　　）

　　A. 保持日常的作息规律是关键

　　B. 必要时记录睡眠日记

　　C. 白天应该尽量多地补觉

　　D. 必要情况下及时寻求医务人员的帮助

判断题：

3. 孩子睡觉时身体抖动，医学上又称睡眠惊跳，随着儿童神经系统逐步发展完善，这种现象会逐渐减少，一般无须特殊处理。（　　）

睡眠
自测题

（答案见上页）

肥胖

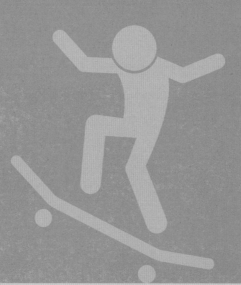

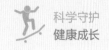

肥胖在全球范围内正在以惊人的速度增加，这种变化在儿童青少年群体中更为明显。我国第四次营养调查报告显示，全国6～17岁儿童青少年肥胖率10年时间增长了2倍，肥胖儿童人数达到5 300万。过去是城市、先富裕地区的孩子胖；近年来乡村、脱贫地区的孩子也开始胖起来，并且变胖的速度更快，增长的幅度更大，甚至超过了城市。肥胖对成人健康的危害已经广为人知，但在孩子肥胖的问题上，尚存在各种各样的轻视和认知误区。本章内容有助于指导家长帮助孩子健康地成长。

为什么说肥胖是一种慢性疾病

很多家长认为孩子胖一点没关系，"胖嘟嘟看着可爱""胖一点说明营养好，身体结实"，类似这种说法在"小胖墩"的祖父母一辈人中尤其普遍。那么，孩子胖一点真的有好处吗？

答案是否定的。研究显示：学校体检筛查出的肥胖学生中，若做进一步医学检查，就会发现每100名肥胖学生中，约有30人血压高，30人血脂异常，35人血糖高，40人尿酸高，10人患脂肪肝。随着肥胖程度的加重，这些心血管代谢异常更加严重。

 小课堂

1. 肥胖是体内脂肪的堆积

（1）肥胖是身体摄入能量与消耗能量不平衡的结果：当人体摄入了含有过多热量的食物，却没有同时增加相应能量消耗，最终导致能量失衡，未消耗的多余能量便引起身体脂肪的堆积。

（2）肥胖者体内脂肪堆积形式：脂肪堆积后表现为体形硕大，体重超标；也表现为脂肪过多地堆积在位于腹腔深部的内脏器官周围或器官内，如肝脏、肾脏、胰腺等，而在正常情况下，这些部位和器官没有脂肪或者只有少量脂肪。

2. 不能忽视"隐性"肥胖

绝大多数的肥胖者既有脂肪量过多，也存在脂肪分布异常，从其体型和体重的变化就可以判断；但也有部分"隐性"肥胖者，其体型看起来正常，体重也没有超标，但如果测量具体成分，就会发现身体脂肪比例很高，进一步做影像学检查，会发现可能在肝、肾、胰腺及肌肉中含有超量的脂肪等。

3. 肥胖就是慢性疾病

肥胖本质上是一种慢性疾病。这是因为在肥胖状态下，脂肪组织会分泌很多让我们身体"发炎"的物质，引起全身出现低度的慢性"炎症"状态，长期处于这种状态会诱发 2 型糖尿病、高血压、血脂异常、高尿酸血症、脂肪肝和心血管病，以及某些癌症。

需要说明的是，这里说的"炎症"不是我们所熟知的感冒、肺炎等由细菌、病毒等感染引起的炎症，而是一种慢性的氧化过程，氧化过程会对机体造成一系列的损害并形成各种疾病。

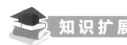 知识扩展

肥胖对儿童健康的双重打击

肥胖作为一种慢性疾病，会引发我们身体内几乎所有脏器的病

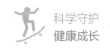
变。对于尚未发育成熟的儿童青少年而言，肥胖对身体的损害更是双重打击，除了引起组织器官的结构和功能改变外，还扰乱了孩子的生长发育轨迹，最终无法达到最优健康状态，并埋下过早发生多种疾病的隐患。从健康的角度，肥胖让孩子输在了走向社会竞争场的起点。

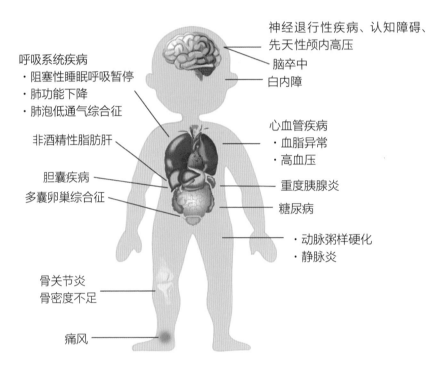

神经退行性疾病、认知障碍、先天性颅内高压

脑卒中

白内障

呼吸系统疾病
·阻塞性睡眠呼吸暂停
·肺功能下降
·肺泡低通气综合征

非酒精性脂肪肝

胆囊疾病

多囊卵巢综合征

心血管疾病
·血脂异常
·高血压

重度胰腺炎

糖尿病

·动脉粥样硬化
·静脉炎

骨关节炎
骨密度不足

痛风

肥胖引起全身组织器官损害

误区解读

胖一点说明营养好，身体结实

这个观点在很多家长特别是隔代家长中普遍存在。但这是错误的。

第一，胖不代表健康和健壮，健壮与胖有明显区别，健壮的儿童充满活力，运动能力强，动作敏捷、协调，反应快；而肥胖的儿童缺乏活力，运动能力差，动作迟缓，肢体协调性差，缺乏自信。第二，持续性肥胖状态可能会引起女生第二性征发育提前，限制孩子身高的增长。第三，肥胖可引起儿童过早患上高血压、血脂异常、高血糖、高尿酸血症、脂肪肝等传统认为的"成年慢性疾病"，如不能尽早干预，不仅可进一步引起糖尿病、心脑血管病、慢性肝炎、骨质疏松，甚至诱发癌症，导致过早死亡。第四，肥胖还可能影响孩子的自我认知，出现各种心理问题，导致行为异常、性格缺陷、交往困难等。

父母都胖，孩子胖就是遗传吗

某小学的肥胖率连续 2 年居全区首位。为了有效干预肥胖，学校做了 1 次学生与父母肥胖关联性的调查。在 128 个肥胖学生的家庭中，73 个家庭中至少父母一方肥胖，占 57%；40 个家庭中父母双方均肥胖，占 31%。那么，是否可以得出这样的结论：40 个肥胖学生是遗传了父母双方的肥胖，33 个肥胖学生遗传了父母一方的肥胖？换言之，全家都胖就是遗传性肥胖，对吗？

 小课堂

1. **肥胖是遗传与环境相互作用的结果**

肥胖是由遗传、环境和社会文化等多种因素共同作用下发生的一种慢性疾病。完全由遗传因素导致的肥胖极少，多见于单基因遗传病，即孩子只要携带了某个肥胖基因就必然会是一个胖子。单基

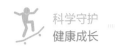

因肥胖的特点是发生肥胖的年龄小，肥胖程度严重。而绝大多数的肥胖是由多个基因共同的作用，每个基因的作用极其微小，即便是多个基因都汇集在同一个孩子身上，也不会直接引起肥胖，而是给这个孩子带上了容易肥胖的遗传易感性标记，即这个孩子对肥胖易感，也可以看作是具有易胖体质（内因）；但最终是否发生肥胖，还受到孩子的膳食营养、身体活动、睡眠行为等致肥胖环境因素的作用。肥胖是由外因作用内因的结果，即首先具有易胖体质，在外因作用下，肥胖就发生了，因此，外因是关键因素。

2. 遗传奠定孩子的易胖体质（内因）

父母传递给孩子的易肥胖基因决定了孩子具有肥胖的遗传易感性，即内在基础或内因。但最终是否肥胖，还要具备让内因发生作用的外部条件——环境因素（外因），而且外因的作用更大，在决定肥胖发生环节中占主导地位。

从遗传易感性角度讲，如果父母双方的体型都正常，孩子发生肥胖的概率约10%；如果父母一方肥胖，孩子发生肥胖的概率会上升到40%；如果父母双方都肥胖，孩子发生肥胖的概率会上升到70%。也就是说，当处于相同的肥胖环境因素作用下，具有肥胖易感性的儿童更容易成为一个小胖子。

3. 环境因素是决定孩子变胖的关键（外因）

让孩子变胖的环境因素包括：

（1）不健康的膳食种类及模式：过多摄入高油、高糖、高盐、高脂肪的食物。

（2）身体活动不足，静态活动时间过多：身体活动包括主动进行各种运动训练，也包括骑自行车、步行和做家务等。静态活动指每天所有的视屏时间，即花费在电视、计算机、平板电脑、电子游戏机、手机等电子屏幕上的时间，也包括坐位静止不动的活动。

（3）不健康的饮食行为：不吃早饭，以含糖饮料解渴，在外就餐次数过多，晚餐时间过晚、吃得过饱等。

（4）睡眠不健康：包括三个维度，睡眠时间不足、睡眠质量不高、睡眠习惯不好。

（5）其他不健康行为：饮酒、吸烟、节食减肥等。

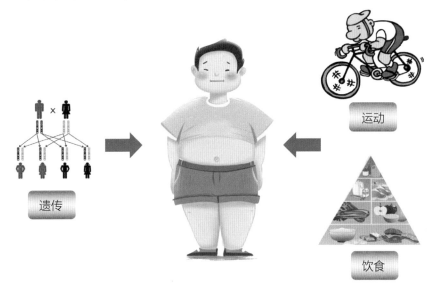

肥胖是遗传与环境互相作用的结果

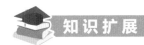
知识扩展

预防肥胖的健康睡眠包含哪三个要素

（1）充足睡眠时间：推荐每天的睡眠时间，0～3个月龄需13～18小时，4～11个月龄12～16小时；1～2岁需11～14小时，3～5岁需10～13小时；7～10岁需10小时，11～14岁需9小时，

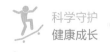

15 岁及以上需 8 小时。

（2）优质睡眠质量：入睡快，睡眠深，无起夜或很少起夜，无惊梦现象，起床快，早晨起床后精神好。

（3）良好睡眠习惯：晚上定点上床，早上定点起床，早起早睡不熬夜，不在床上做无关睡眠的事。

注意：如发现孩子有打鼾、睡眠呼吸暂停及白天嗜睡的现象，要积极查找原因，因为这些现象提示孩子在睡眠中可能发生低氧血症，若不纠正的话，也容易引起或加重肥胖。

 误区解读

父母胖孩子也胖，就一定是遗传性肥胖

结论片面。前面案例中，父母胖孩子也胖的原因，有可能是孩子继承了父母的肥胖基因，即受遗传因素的影响，也有可能是全家人的饮食和生活习惯及行为一致，如：轻视早餐重视晚餐，烹饪偏高油、高盐、高糖，膳食多肉少蔬菜；都不喜欢运动，喜欢宅在家将时间花费在各种视屏活动上；偏好各种含糖饮料，以饮料代替水解渴。孩子的饮食和生活行为更容易受父母或其监护人的影响。因此，对肥胖儿童的干预和管理必须要让父母或监护人提供一个有助于控制肥胖的家庭环境。

所以，肥胖者在一个家庭内聚集时，其原因既可能是家庭成员共享肥胖基因，也可能因为共享导致肥胖的环境因素；在没有专业检测评估前，不能片面地认为一定是遗传性肥胖。

出生巨大儿更容易发生肥胖吗

目前，我国每年出生的新生儿中，巨大儿的发生率高达7%～10%，即每一百名新生儿中，就有八九个孩子出生体重超过4千克。

亮亮是一个在孕38周从妈妈肚子里"剖"出来的、足足4.6千克的大胖小子。除了忍受术后刀口的疼痛，亮亮妈妈还在担忧：亮亮先天就胖，会一直胖吗？

 小课堂

1. 出生体重

胎儿娩出后测量的体重叫出生体重。出生体重既能反映胎儿在子宫内的营养和发育状态，也能预测出生后容易出现的疾病或健康问题，因此是最常用的评估新生儿出生时健康状态的指标。

2. 巨大儿

（1）巨大儿发生原因：医学上将出生体重超过4 000克的新生儿叫作巨大儿。巨大儿通常与母亲的身体素质有关，例如合并妊娠糖尿病、孕前肥胖、孕期体重增长过度或者存在孕期代谢和内分泌变化异常等因素。

（2）巨大儿是否等同于肥胖儿：从体内脂肪组织多少看，大部分的巨大儿出生时就是肥胖儿，但也有少数例外，如个头（身长）大的新生儿，虽然体重超过4 000克，但因为体重中骨骼和肌

143

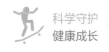
肉比例高，脂肪并不多，不是肥胖儿。相反，这类巨大儿因其良好的骨骼和肌肉更有利于生长发育、降低日后肥胖发生风险。

（3）巨大儿日后易肥胖的原因：肥胖与脂肪细胞的数目与大小密切相关。胎儿期的最后三个月是脂肪细胞急剧增加的时期，巨大儿在出生时体内的脂肪细胞数就比正常新生儿多出 1~2 倍。在随后的婴儿期和青春发育期等脂肪细胞急剧增加的时期，本来就很多的脂肪细胞数进一步增加，这些增加的脂肪细胞数将会伴随其终生。

儿童长胖主要是受脂肪细胞数量增加的影响；成人变胖则是体内存储的脂肪越来越多，导致脂肪细胞体积变大的结果。所以，巨大儿无论在儿童青少年期还是成年后都更容易发生肥胖，而且减肥也要更加困难。

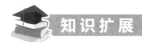
知识扩展

1. **人是怎么变胖的**

人变胖主要是由于脂肪细胞数量的增多和 / 或体积增大。体积增大在任何时候都可以发生，但数量增多主要集中在胎儿末期、婴儿期、5~7 岁脂肪重聚期和青春期。青春期后脂肪细胞数量就基本固定了，因此成年变胖是脂肪细胞体积变大的结果。

2. **儿童变胖与成人变胖的区别**

成年后脂肪细胞不再增多，成人变胖是因为脂肪细胞变大。儿童长胖主要是脂肪细胞数量增加的结果，同时也有脂肪细胞的增大。

肥胖新生儿一出生体内就有比同龄人更多的脂肪细胞，在随后的婴儿期、儿童期和青春期，其脂肪细胞增殖开始得也比同龄人更早、速度更快，但结束时间一样，这就导致每次快速增殖后，肥胖儿童较正常孩子多出几倍的脂肪细胞。这些多出的脂肪细胞将会伴随孩子一生。结果是：小时候胖，成年后肥胖的概率高达 75%；如果小时候体型正常，长大后肥胖概率只有 10%。

 误区解读

宝宝出生时越重越好

宝宝出生时过重并不是一件好事。孕妇在孕期尤其是孕晚期（满 37 周）吃得过多而运动过少，或孕妇患妊娠期糖尿病，都容易造成宝宝出生体重过重甚至成为巨大儿，这样不仅会提高产妇难产率和剖宫产率，宝宝将来变胖的概率也增加，更容易患多种肥胖相关慢性疾病。

出生体重影响孩子长大后的智商、身材和健康状况。一般来说，足月宝宝的出生体重在 2.5 ~ 4.0 千克最为适宜，既有利于顺产，也有利于宝宝的身体健康。

小故事 健康和疾病的起源——"胎源"假说

长期以来，医学界有个猜想：某些成人疾病源于胎儿，这个有医学界哥德巴赫猜想之称的预言已经得到了医学研究的印证，就是著名的"胎源"假说。

"胎源"假说由英国的大卫·巴克教授于 20 世纪 70 年代末提出。这个假说认为：若胎儿在母亲子宫内发育的 10 个月中经历营

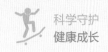

养不良、生长发育迟缓等不利因素，将大大增加其成年后患糖尿病、心血管疾病等慢性病的概率。宫内营养不良的孩子，如果伴随出生后的过度喂养，其成年后患相关慢性病的风险将成倍升高。

与人的整个生命周期相比，280天的胎儿期很短，但很重要。胎儿对各种不良影响的反应最为敏感。胎儿期的不良刺激会对人的身体发生终生作用。

生长发育过程中肥胖易发生的关键阶段

亮亮是一个出生重达4.6千克的巨大儿。妈妈听说巨大儿日后更容易长成一个胖幼儿、胖少年，甚至肥胖的成年人，又听说在生长发育过程中有"肥胖敏感期"，如果控制得好，可以降低变胖的概率。为此，亮亮妈妈专门咨询儿科专家在敏感期控制变胖的方法。

 小课堂

生长发育过程中肥胖易发生的敏感期

从受精卵开始到进入成年前，人类个体平均要经历18~21年的生长发育期。期间，有四个容易发生肥胖的敏感期。

（1）胎儿期：怀胎十月与人的一生相比可谓弹指一挥间，但却决定着人一生的健康和疾病状态，包括肥胖。胎儿期两种极端的营养状况均会导致以后容易发生肥胖。第一种是营养不良导致的胎儿生长发育迟缓，这类胎儿出生时可表现为三种状态：体重不足

2.5 千克的低体重儿，身长不足 48 厘米的矮小儿，缺乏皮下脂肪的消瘦儿。这三种小儿以后往往个子小，但体重相对较高，容易长成大肚子的肥胖个体。第二种情况是母亲孕期营养过剩，尤其妊娠最后一个月吃得过多，导致胎儿脂肪增加过快，成为超过 4 千克的巨大儿。患糖尿病的孕妇也极易分娩出巨大儿，这类孩子在以后的各个阶段都是同龄人中最容易发生肥胖的个体。

（2）婴儿期：婴儿期是身体发育最快的时期，1 岁时的体重是出生时体重的 3 倍，身长是出生时身长的 1.5 倍，显然体重增长的速度快于身长；婴儿期是出生后脂肪细胞增殖的第一个快速期，也是宝宝饮食方式和饮食成分发生巨变的时期，奶瓶喂养方式、过早添加辅食、过度喂养都是导致婴儿肥胖的危险因素。

（3）脂肪重聚期（5～7 岁）：是体内脂肪增速下降转为增速上升的过渡阶段，是人一生中最容易肥胖的阶段之一。脂肪重聚的年龄越提前，孩子以后肥胖的可能性就越大。

（4）青春期：青春期是继婴儿期后生长发育的第二个高峰期，由于荷尔蒙的分泌，脂肪细胞迎来"生长的春天"，脂肪细胞的增殖异常活跃。青春期肥胖导致成年以后肥胖的风险概率超过 70%。

之所以将胎儿期、婴儿期、脂肪重聚期和青春期称为易肥胖的生理敏感期，是因为这四个时期本来就是生长发育全过程中脂肪发育最活跃的时期。如果此时有不良饮食行为习惯，很容易使脂肪细胞数目增加过多或过大，从而导致发胖。成人胖瘦变化受脂肪细胞的体积变化影响，而儿童长胖主要是脂肪细胞数量增多的结果；由于拥有更多的脂肪细胞，那些在孩童时期就已经肥胖的人与成年后才开始肥胖的人相比，日后减肥更加困难。

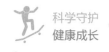

知识扩展

如何在敏感期预防肥胖

四个生理敏感期也是预防肥胖的"关键窗口期"。针对各期生长发育特点，如采取适宜的预防和干预措施，可获得最大健康效益。

（1）胎儿期：注意孕期母亲营养平衡，尤其妊娠晚期，保证母亲与胎儿营养供应正常，避免胎儿体重增长过快或胎儿营养不良。

（2）婴儿期：婴儿期是出生后脂肪细胞活跃增殖的第一个关键时期，尤其是 0～6 个月龄，应采用科学的喂养方式，提倡纯母乳喂养，母乳对婴儿期肥胖有一定预防作用。

（3）脂肪重聚期（5～7 岁）：此时期是出生后体内脂肪重新加速发育的敏感窗口期，控制体重增长过快，培养良好的饮食习惯和生活行为有助于延后脂肪重聚年龄，降低儿童肥胖发生风险。

（4）青春期：青春期是形成成人肥胖的关键时期，既要保证青少年的正常生长发育，也要避免体重增长过快，加强运动，形成健康的生活行为习惯和正确的健康观念。

误区解读

小时候胖，青春期"抽条"就会瘦的

正是在这种错误传言影响下，很多孩子从小一直胖到大。若对肥胖儿童进行从儿童期到成年期的追踪调查，会发现：今天的肥胖成人就是昨天的"小胖墩"。青春期是继婴儿期后生长发育的第二个高峰期，也是肥胖易发生的关键阶段。在此期间，脂肪细胞的增殖异常活跃,孩子面临肥胖发生的双重风险,即脂肪细胞数量的增加和体积的增大。青春期肥胖导致成年以后肥胖的风险概率超过70%,尽管一些长大的"小胖墩"看起来不那么胖了,只不过是脂肪细胞变小了,但已经增殖出来的、超过健康小伙伴几倍的脂肪细胞数量会伴随其终生,稍微放纵生活行为,就会很快再胖起来。

哪种肥胖类型对健康损害更大

肥胖儿童多出来的脂肪可囤积在身体的各个部位,从其身体外形上就很容易区分出来。有的儿童上下身胖得比较均匀,男生胖起来多表现为大肚子,多数女生表现为臀部和大腿肥胖。那么这些呈现不同体型的肥胖都是一样的吗?哪个对健康来说更危险?

 小课堂

肥胖分哪些类型

(1)腹型肥胖:指在肥胖者的躯干和腰腹部位堆积了大量脂肪,外表看起来虎背熊腰、具有典型的大肚子,因此也被称为"苹果型"肥胖。磁共振成像检测可清晰看到堆积在皮下和腹腔内脏周围的脂肪,这些脂肪更容易引起脂肪肝、糖尿病、胰腺炎和动脉粥样硬化性心脏病等慢性疾病。

通常女性腹型肥胖者多为皮下脂肪堆积,而男性多表现为在腹腔深部内脏周围的脂肪堆积,因此腹型肥胖对男性的健康危害可能更大。

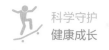

（2）一般性肥胖：脂肪主要囤积在臀部和大腿上，上半身瘦、下半身胖，体形像鸭梨，也称为"梨型"肥胖。与腹型肥胖比较，一般性肥胖较少引起心血管等慢性疾病，是相对健康的体型。

此外，也有部分"隐性"肥胖者，其体型看起来正常，体重也不超标，但若测量其体成分，会发现体脂肪比例很高。如进一步做影像学检查和血生化检测，发现他们可能患有脂肪肝、血脂异常和糖尿病等疾病。

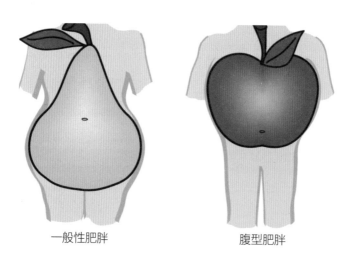

一般性肥胖　　　　　　　腹型肥胖

肥胖的类型

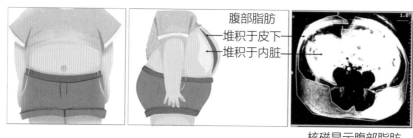

腹部脂肪
堆积于皮下
堆积于内脏

核磁显示腹部脂肪
分布（横截面）

腹部脂肪堆积部位

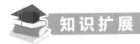 知识扩展

为什么腹型肥胖的健康危害更大

肥胖对健康损害的程度取决于脂肪超量的程度和脂肪堆积的部位。一般情况下，脂肪超量越多，健康损害越大；当体脂肪总量相同时，腹型肥胖特别是脂肪主要堆积在内脏周围的腹型肥胖，更容易引起脂肪肝、糖尿病、胰腺炎和动脉粥样硬化性心脏病等。

 误区解读

胖子都是一样的

这句话只说对了一半。只要是脂肪超量就会对健康造成损害。但同样的脂肪超量，由于脂肪分布部位不同，对健康的损害程度又有所区别。"苹果型"肥胖的脂肪更多囤积在腹部，蓄积在内脏器官周围的脂肪更多，对健康的损害大于"梨型"肥胖的个体。

如何知道孩子是否肥胖

从出生到青春期后发育成熟，孩子每年都至少做一次体检，其中身高和体重作为评价体格发育的指标是必须测量的。进入小学后，现在很多学校在年度体检中增加了腰围的测量。身高、体重、腰围都是可以在家庭中完成的测量，但是很多家长并未完全了解这些测量指标的意义，特别是如何利用这些最常规的指标评价孩子是否超重或肥胖。

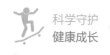
 小课堂

评价儿童肥胖常用指标

（1）体重指数：又称为体质量指数，简写为 BMI，BMI = 体重 / 身高^2，单位为千克 / 米^2。身高和体重是儿童生长发育监测中最常用的指标，每年至少测量一次，因此 BMI 是最方便、应用最广泛的判定一般性肥胖的指标。

（2）腰围身高比：简写为 WHtR，我们常采用此指标对儿童肥胖的类型进行评价。腰围身高比是腰围除以身高的比值，即腰围占身高的比例，是判断腹型肥胖的重要指标。

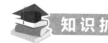 知识扩展

如何判断不同类型的肥胖

体重指数和腰围身高比相结合可以判断三种肥胖类型。首先计算 BMI，判断一般性肥胖；其次计算腰围身高比，判断腹型肥胖；最后将两个指标相结合，判断复合型肥胖。

（1）一般性肥胖：测量孩子的身高（米）、体重（千克），计算 BMI（千克 / 米^2）；根据表中与年龄对应的 BMI 标准判定孩子是否超重或肥胖。如肥胖，进一步判断是否达到"严重肥胖"程度，若孩子的 BMI 超过肥胖标准的 1.2 倍时，就判定为严重肥胖。

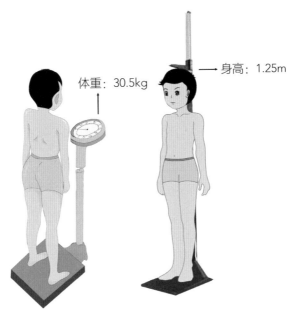

体重指数（BMI）＝体重／身高² ＝ 30.5/1.25² ＝ 19.5kg/m²（保留小数点后一位）

计算体重指数

2～18 岁儿童青少年超重、肥胖 BMI 筛查标准（千克／米²）

年龄／岁	BMI（男）		BMI（女）	
	超重	肥胖	超重	肥胖
2	17.4	18.3	17.2	18.1
3	17.0	17.8	16.9	17.8
4	16.7	17.6	16.8	17.9
5	16.7	17.7	17.0	18.1
6	16.7	18.2	16.5	18.0
7	17.4	19.2	17.2	19.0
8	18.1	20.3	18.1	19.9
9	18.9	21.4	19.0	21.0
10	19.6	22.5	20.0	22.1
11	20.3	23.6	21.1	23.3
12	21.0	24.7	21.9	24.5
13	21.9	25.7	22.6	25.6

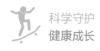
续表

年龄/岁	BMI（男）		BMI（女）	
	超重	肥胖	超重	肥胖
14	22.6	26.4	23.0	26.3
15	23.1	26.9	23.4	26.9
16	23.5	27.4	23.7	27.4
17	23.8	27.8	23.9	27.8
18	24.0	28.0	24.0	28.0

注：①2~5岁参照《5岁以下儿童生长状况判定》（WS 423—2013）；

②6~18岁参照《学龄儿童青少年超重与肥胖筛查》标准（WS/T 586—2018）。

（2）腹型肥胖：测量腰围，计算腰围身高比，通常以腰围身高比超过 0.46、0.48、0.50 分别作为判定腹型肥胖的轻度、中度和重度的标准。

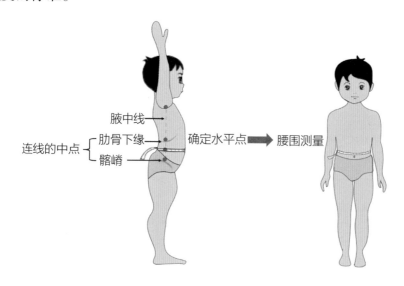

腰围测量方法

（3）复合型肥胖：同时达到"一般性肥胖"与"腹型肥胖"条件者判断为复合型肥胖。

我们之所以要将肥胖儿童划分为不同的类型，是因为肥胖类型与健康损害密切相关。三种肥胖类型对健康的危害从大到小依次为：复合型肥胖 > 腹型肥胖 > 一般性肥胖。

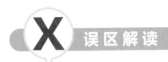

胖孩子的 BMI 值增加了，就是更胖了

不准确。第一，判定男女儿童肥胖的 BMI 切点值随生长发育变化，6 岁前呈下降趋势，而 6 岁后逐渐上升。所以，要根据孩子所在年龄的标准进行判断。第二，BMI 反映的是体重变化，而非脂肪组织的变化，对于运动型"微胖"儿童、青春期少男、健身后身材显瘦但 BMI 增加的减肥者，还需要通过测量其体成分做精准判断。

为什么要做体成分检测

又到了一年一次的学校体检周，今年增加了体成分项目。

首先测量身高和体重，计算后小明和小强的 BMI 都是 27.2kg/m²。按照 15 岁男生肥胖 BMI 切点 26.9kg/m² 判断，两个人都进入"肥胖"之列。可两人外形看起来明显不一样，小明稍矮但块头大，全身看起来肉肉的；而小强个子略高，外形看上去一点都不胖，怎么也被划入"肥胖"队伍呢？

接下来测量身体成分，采用生物电阻抗法（BIA）的设备检

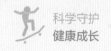

测。结果，小明体脂肪率（体内脂肪总重量占总体重的比例）是35%，而小强还不到小明的一半，只有16%。两种检测方法两个结果，该用哪个结果判断小明或小强谁是真正的肥胖？

 小课堂

BMI 判断肥胖的局限性

无论采用体重指数还是腰围身高比来评价儿童肥胖，都可能存在误判。我们知道，肥胖的本质是脂肪组织的过度增加，而 BMI 是评估体重的指标，体重又是骨骼、肌肉和脂肪重量的总和。因此，BMI 不能准确反映体脂肪量变化，不是判断肥胖的最佳指标。归纳起来，BMI 在下类儿童中可能会存在误判：

（1）青春期男童（12 ~ 17 岁）。进入青春期后其肌肉和骨矿物质含量的增长速度远远超过脂肪，两者构成的"瘦体重"占总体重的比例增加而脂肪占比下降，BMI 会将正常误诊为超重或肥胖。

（2）身体活动不足的儿童。这类儿童往往肌肉和骨骼发育不足，由于脂肪的比重远低于肌肉和骨骼，尽管该类儿童体脂肪量相对较高，但其 BMI 可能在正常范围内，因外形看起来并不胖而容易被忽视，这种现象在女生中较多见。

（3）爱运动的儿童。运动型的儿童其肌肉发育良好，尽管体脂肪量不高，但由于瘦体重相对脂肪比重大，体重较重，会被BMI误诊为超重或肥胖。

（4）患慢性疾病的儿童。慢性消耗性疾病或代谢异常的儿童，大多因疾病影响蛋白质正常吸收，导致肌肉发育不足，BMI 虽在正常范围，但体脂肪量可能超标。

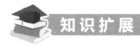

测量身体脂肪的方法

（1）双能 X 射线吸收法（DXA）：是人体成分检测的"金标准"，通常在医院和体检中心应用。可测量全身、躯干、双上肢和双下肢的脂肪量，区分腹部与臀部、内脏与皮下的脂肪堆积情况。一次性测量还同时获得全身、躯干和四肢的肌肉质量和骨矿物质含量，全面精准评估身体成分发育水平。

（2）生物电阻抗法（BIA）：是一种通过电学方法测定人体成分的技术，微弱的电流通过人体时，根据导电性的不同来区分脂肪和非脂肪组织，并采用公式推算出身体成分。一般在家庭中使用的多为四电极的 BIA 体脂秤。在门诊、社区、学校和健身中心等场所使用的多为八电极的体脂秤。目前，多数八电极的 BIA 体脂秤可安全、快速地检测 3 岁及以上儿童的全身、四肢、躯干的脂肪量和瘦体重（肌肉和骨骼）。

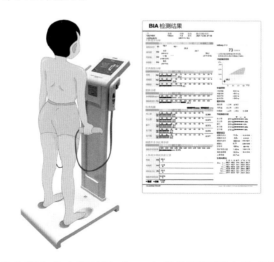

八电极生物电阻抗法（BIA）体脂秤测量人体成分

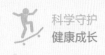

 误区解读

BMI 可以评价儿童青少年减肥效果

不准确。健康儿童满 6 岁以后每年 BMI 都会增长，这既包括脂肪的增加，也包括肌肉和骨骼的增长，以满足儿童生长发育的需要。对肥胖儿童而言，健康的减肥能延缓或减少脂肪增长，增加肌肉和骨矿物质含量。而 BMI 无法区分不同体成分的变化，因此，不能准确反映减肥效果。正确的做法是监测身体成分的变化，让减肥沿着有利于儿童健康的轨迹进行。

为什么胖孩子易患高血压

8 岁的亮亮体重 35 千克，比同龄的孩子重了 10 千克，他平时不爱运动，一跑步就上气不接下气。近日，亮亮白天总是萎靡不振的，还经常头晕头痛。妈妈看到这种情形就带孩子去医院做检查。结果发现亮亮的收缩压高出正常范围上限值 20mmHg，舒张压也偏高，还有高血糖、高甘油三酯和高尿酸等血生化指标异常。

亮亮的妈妈看到检查结果后不知所措："亮亮还是孩子，怎么就得了高血压？难道要像亮亮爸爸一样吃降压药，降压药要一直吃下去吗？"

小课堂

1. 为什么肥胖儿童易患高血压

高血压不是成年人的专利，儿童也会患高血压，并且肥胖儿童更容易患高血压。目前，在我国 6～17 岁人群中，近 5% 的儿童已经患上了高血压。肥胖儿童的高血压患病风险显著增加，约有 30% 的肥胖儿童患有高血压。导致肥胖儿童患高血压的原因主要有两方面。

（1）遗传：如果父母一方患高血压，孩子患高血压的概率就明显增加；如果父母双方都患高血压，孩子患高血压的概率就更大了。

（2）生活行为因素：如高糖、高盐和高脂等饮食习惯；喜静不喜动，缺乏足量身体活动；睡眠不足和持续紧张状态等。显然，这些也都是导致儿童肥胖的危险因素，只要继续存在，肥胖状态将持续甚至加重，随后高血压就会来敲门。

亮亮之所以患高血压，既有来自爸爸的遗传因素，也受到了不健康的饮食习惯和缺少身体活动的影响。

2. 高血压对儿童健康的损害

肥胖与高血压的相互作用可引起心脏、肾脏、血管功能受损及眼底损害。儿童高血压虽然以轻度高血压为主，但若不加以控制，不仅可能成为高血压患者，还会导致心肌肥厚、血管硬化，甚至诱发脑卒中、冠心病、肾衰竭等疾病的发生。

3. 胖孩子瘦下来，血压能恢复正常吗

肥胖与高血压存在密切关系，约 50% 的儿童高血压伴有肥胖，肥胖儿童患高血压的风险是正常体重儿童的 4 倍。多数肥胖的高血压儿童在成功减重后会发现，原本的高血压竟然恢复正常了。

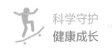

这主要是在减重过程中，良好的生活习惯帮助孩子在瘦下来的同时，也远离了高血压的危险因素，包括以下几点。

（1）限制热量有助于孩子远离高盐、高糖、高脂等高血压的高危饮食习惯与膳食结构。

（2）身体活动的增加则可促进血管扩张，同时缓解孩子的紧张与焦虑情绪，从而实现减重的同时降低血压。

（3）孩子瘦下来后，既往易出现的打鼾等睡眠问题也会减少，夜间睡眠质量从而得到保证，神经系统对血压节律的调节也随之恢复正常。

如果减肥等生活行为干预 6 个月后，高血压状态一直持续甚至进一步加重，家长应带孩子寻求专业医生指导下的药物干预。

 知识扩展

如何判断儿童高血压

众所周知，当一个成年人的收缩压和／或舒张压超过 140/90mmHg 时就被判定为高血压。但儿童则不能采用类似成年人的固定标准进行判定，这是因为儿童的身体还在发育中，判定其血压水平需要同时考虑性别、年龄和身高三个因素，由此看来，判定儿童高血压是相对复杂的。

为此，我国科研人员研制出快速判定 3～17 岁儿童青少年血压值的计算公式，只要将年龄（周岁）带入，就可以根据表中公式计算的结果做初步判断，即当收缩压和舒张压经多次测量后超过公式计算的血压值，可以初步判定存在高血压的风险，应当进一步于儿科就诊。

3～17 岁儿童青少年高血压筛查界值公式

性别	收缩压 /mmHg	舒张压 /mmHg
男	100 + 2× 周岁	65 + 周岁
女	100 + 1.5× 周岁	65 + 周岁

 误区解读

儿童可用成年人血压计测血压

广义上，儿童和成年人可使用同样的血压计。但是由于儿童上臂围小，需要更换与其上臂围相匹配的适宜尺寸袖带后才能准确测量血压。通常，绝大多数 12 岁以上的儿童青少年可以直接使用成年人标准袖带。而 12 岁以下儿童则需要使用与其上臂围相适应的袖带。

为什么胖孩子多有洗不干净的"黑脖子"

生活中可以看到一些肥胖儿童的脖子、腋下等部位的皮肤会出现洗不掉的"脏垢"。其实这并不是洗不干净，而是因为患上了黑棘皮症。

 小课堂

1. 什么是黑棘皮症

黑棘皮症是一种与肥胖、胰岛素抵抗、高胰岛素血症密切相关的皮肤特征性改变，通常在脖子、腋窝、肘关节、腹股沟等皮肤皱

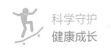

褶处出现灰褐色或黑色、增厚、粗糙、触之似天鹅绒状的皮肤改变。黑棘皮症分为良性和恶性，肥胖儿童伴有黑棘皮症属于良性，是胰岛素抵抗的一种皮肤特征性表现。绝大多数的良性黑棘皮症无需针对皮肤采取专门的治疗，减肥后黑棘皮症会逐渐改善至消失。

2. 肥胖性黑棘皮症的发生原因

儿童肥胖伴有的黑棘皮症属于良性，是胰岛素抵抗的一种皮肤特征性表现。人体在正常情况下，胰腺分泌适宜的胰岛素将血糖带入细胞，以维持人体血糖水平的稳定。肥胖儿童的机体对胰岛素的敏感性降低，也就是机体对胰岛素的利用率下降，胰腺只好通过分泌更大量的胰岛素来维持血糖水平的稳定，此状态称为胰岛素抵抗。胰岛素有促进组织细胞增生的作用，当出现胰岛素抵抗时，机体内过多的胰岛素就游离到皮肤的棘层细胞和成纤维细胞，与驻足在那里的胰岛素样生长因子受体结合刺激皮肤过度生长，从而导致黑棘皮症的特征性皮肤改变。也就是说，黑棘皮症是高胰岛素血症和胰岛素抵抗的一种皮肤特征性标志。

3. 肥胖性黑棘皮症患儿易患 2 型糖尿病

胰岛素抵抗是 2 型糖尿病最重要的病因。因此，肥胖并伴有黑棘皮症的儿童是发生 2 型糖尿病的高危人群。

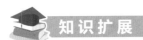 知识扩展

患黑棘皮症的胖孩子，该做哪些检查

首先需要到医院通过正规检查确定孩子是否患有糖尿病或者处于糖尿病前期，如果仅是单纯肥胖伴黑棘皮症，则要通过控制体重

改善机体的胰岛素抵抗状态。如果有糖尿病家族史，更要注意血糖的监测，加强体育锻炼，减少看电视、玩游戏机等静态的活动时间。体力活动可以有效降低空腹胰岛素水平，提高机体的胰岛素敏感性，改善胰岛素抵抗状态，对预防 2 型糖尿病非常有效。

如果单纯使用外用膏剂来改善皮肤外观，是治标不治本的权宜之计，短期可能有效果，但黑棘皮症的复发率相当高，因此减轻体重是治疗黑棘皮症、预防 2 型糖尿病的最根本方法。

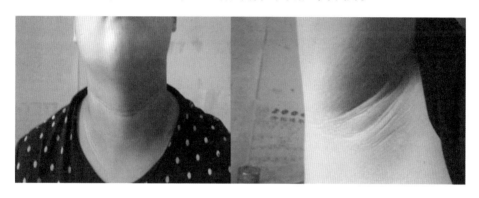

黑棘皮症易发生的部位：颈部、腋下

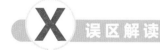

黑棘皮症只影响美观

生活中，肥胖伴有黑棘皮症的儿童，由于没有其他临床症状，往往被家长忽视，认为是不讲卫生导致的污渍，于是错过了早期干预糖尿病的最佳时机。黑棘皮症实际上是一种肥胖伴有胰岛素抵抗的特殊特征，表现为脖子周围、腋窝、腹股沟或者肘和膝关节皱褶处的皮肤病变，提示孩子有患 2 型糖尿病的倾向，家长要予以重视。

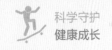
大肚子的"小胖墩"缘何患上脂肪肝

很多家长在饮食上放纵孩子，并以食品作为奖励，导致儿童饮食无节制，同时体力运动消耗少，久而久之过度的能量以甘油三酯（脂肪）的形式贮存在体内。

 小课堂 · · · · · · · · · · · · · · · · · ·

1. **脂肪肝是怎么发生的**

腹腔脂肪堆积过多时，便向肝脏浸润，当肝脏脂肪超过肝湿重的 5% 就成了脂肪肝，目前患脂肪肝的儿童越来越多。脂肪肝是肥胖常见的临床并发症，也是儿童最常见的慢性肝脏疾病。这种肥胖性脂肪肝属于非酒精性脂肪肝。

2. **脂肪肝对儿童健康的影响**

儿童患了脂肪肝会引发一系列并发症。

（1）脂肪肝对儿童的肝脏、糖代谢和心功能均可造成危害，是发生糖尿病及脂代谢异常的重要危险因素。

（2）脂肪肝患者由于脂肪主要分布于腹部，特别是堆积于内脏和皮下，可使肝脏对胰岛素的吸收减少，从而降低胰岛素在血液中的代谢清除作用，导致高胰岛素血症和胰岛素抵抗，最终将使胰岛细胞衰竭并引发糖尿病。

（3）脂肪肝患儿如长期未经治疗，可进展为脂肪性肝炎，出现肝脏纤维化，并进展为肝硬化，成为不可逆性改变。

因此，要特别关注"小胖墩"是否患有脂肪肝。一旦确诊，要尽早在医生的指导下，通过饮食调整、减重、降压、降血脂等方法，防止脂肪肝的程度进一步加重，逐渐修复损伤的肝细胞和早期的机体损害。

 知识扩展

如何发现孩子可能患了脂肪肝

如果您孩子的腰围 / 身高的比值超过 0.48，就可以初步判定为腹型肥胖，有条件最好每年给孩子做一次肝脏超声检查，如果超声检查诊断为脂肪肝，接下来要检测肝功能，看看是否存在肝细胞的损伤。

由于儿童脂肪肝常与高血压、高甘油三酯血症重叠发生，因此也可采取监测血压和血脂的方法进行自我监测，早发现、早治疗。

 误区解读

只有胖孩子才会得脂肪肝

不准确。脂肪肝不只是胖孩子的专利。营养不良和消瘦的孩子也可能患上脂肪肝，这是因为，在营养不良的状况下，机体需要的能量长期得不到满足，便分解自身脂肪为脂肪酸并运送至肝脏，但肝脏不能将它们全部变成能量，剩余的部分就沉积在肝脏，形成脂肪肝。另外，患有慢性疾病及长期使用激素治疗的儿童也可能会患脂肪肝。

答案：1. D；2. D；3. √

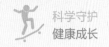

健康知识小擂台

单选题:

1. 下列关于儿童青少年单纯性肥胖的描述**错误**的是
（　　）

　　A. 单纯性肥胖是一种营养代谢性疾病

　　B. 儿童肥胖症相关的一些引起心血管疾病的危险因素
　　和成人肥胖症表现一致

　　C. 单纯性肥胖对儿童心理健康的影响比生理损害更
　　严重

　　D. 7～18岁学龄儿童青少年体重指数 24kg/m^2 和
　　28kg/m^2 为超重和肥胖界值点

2. 黑棘皮症的好发部位**不包括**（　　）

　　A. 脖子　　　　　　　　B. 腋窝
　　C. 腹股沟　　　　　　　D. 手脚掌

判断题:

3. 女性腹型肥胖多为皮下脂肪堆
积，而男性多表现为内脏周围的
脂肪堆积。（　　）

肥胖
自测题

（答案见上页）

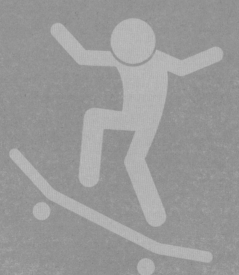

近视

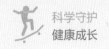
眼睛是心灵的窗户，健康的眼睛能让我们享受到学习、看书、游玩的美好时光，也能让我们领略祖国的大好河山。但是科技的进步和经济的发展让手机、电脑、平板等电子产品进入了千家万户，它们丰富了我们的生活，但却让我们视力越来越差。眼睛是重要的视觉器官，是获取信息的源泉，与人们的生活息息相关，视力的下降会给生活带来诸多不便。

本章将对近视知识进行全方位的介绍，从而帮助大家更深入地了解什么是近视、如何预防近视的发生和延缓近视的发展。

什么是近视

在欢声笑语的操场里，一群小朋友在开心地踢着足球。玩耍的过程中，小朋友乐乐戴的眼镜不小心被小伙伴碰掉了，这下子可糟了，正玩得开心的乐乐什么也看不清了，眼前雾蒙蒙的，趴在地上找眼镜。其他小朋友也来帮助他，找到眼镜的乐乐，灰头土脸地坐在一旁，看着他们在玩耍，回想起自己之前不戴眼镜的时候，真是后悔不已。

在学校，老师叮嘱在课桌前读书的乐乐，身子要坐直，眼睛与书本保持一定的距离，乐乐不耐烦地点点头，老师一走，他一下子趴了下去，心里想这样趴着看书多舒服啊！在家，妈妈给乐乐规定了看电视的时间，乐乐不以为然，总是盯着屏幕撒娇地说要多看一会儿。时间长了，乐乐终于戴上了眼镜，成为一名近视小朋友。想到这里，乐乐悔恨不已：早知道这样，我就应该听老师和妈妈的话。

那近视是什么呢？为什么会让乐乐后悔不已？

 小课堂

1. 近视是什么

我们所说的正视眼，即远处的物像经过眼球的屈光系统折射后恰好落在视网膜上，视网膜成像就会清晰。如果不注意健康用眼，眼轴就会过快增长，眼轴变长，物像落在视网膜的前面，视网膜成像就会不清晰，我们看到远处的物像是模糊的，这就是近视。正视中红色线条标注的从眼球最前端到最后端的距离为眼轴长度，可以看到近视眼的眼轴变长，导致光线进入眼内后形成的焦点落在了视网膜的前面，视网膜上不能形成清晰的物像。

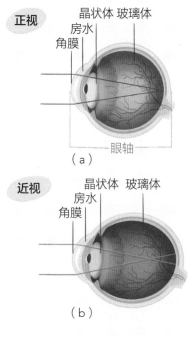

正视与近视的比较

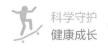

2. 近视的原因

导致近视的原因主要有两个。

（1）遗传因素：相关研究表明，如果父母都是高度近视，孩子近视的概率就相对较高，就要更加注意养成良好的后天用眼习惯。

（2）环境因素：如长期在光线较暗或光线不稳定的环境下阅读、用眼距离过近、文字印刷不清晰、持续用眼时间过长等都会对视力造成不良影响。

3. 近视的表现

近视的主要表现是视力下降。低度近视时视近清晰，视远可有一定程度的模糊，对平时生活、学习及工作影响较小，多数在体检中发现。随着近视度数的增加，视物模糊逐渐明显，如看不清黑板、分不明马路标识等。

以看马路标识为例，低度近视时，较大的字和广告标语能大致辨识，物体大概轮廓比较清楚，但较小的标识就比较模糊；中度近视时，马路上的广告标语、标识牌基本难以辨识，只能分辨大概轮廓；高度近视时，则基本完全模糊，甚至只能分辨物体有或无，难以辨清轮廓。

 知识扩展 ////

教你读懂验光单

近视需要通过散瞳验光检查进行确诊。那么如何读懂验光结果呢？通常在完成验光检查后，家长可以拿到一张验光单。

球镜（S）是近视或远视的度数，负号代表近视，正号代表远视，度数的单位用 D 表示，＋1.00D 就是远视 100 度，－1.00D 就是近视 100 度；柱镜（C）是散光度数，轴向（A）是散光的轴向，范围为 0°～180°；戴镜后视力，即戴上前面所列度数的眼镜所能达到的视力；瞳距（PD），也就是两眼瞳孔中心点之间的距离，用于制作眼镜的参数。平时右眼还可能用 R 或 OD 表示，左眼用 L 或 OS 表示。

眼镜处方笺

姓名 张三　　年龄 6½

2021年 11 月 11 日

检查前视力	球镜	柱镜	轴	戴镜后视力
右 0.6	－1.00D	－0.25D	180°	1.0
左 0.5	－1.25D	－0.50D	180°	1.0

瞳距 54mm

此处方仅对在本院　配镜者承担责任

医24　　李四. 验光师

验光单

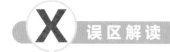

误区解读

近视不是病

很多人错误地以为近视不是一种病，随便配副眼镜就行。事实上，近视，尤其是高度近视，会造成眼轴拉长，可能引起眼球不可逆转、并且继续恶化的一系列变化：巩膜、脉络膜、视网膜变薄，

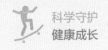

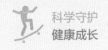

并带来一系列并发症，这种结构改变属于器质性改变，所以说近视也是一种疾病。

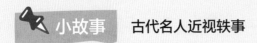

小故事　古代名人近视轶事

宋代叶梦得《石林燕语》卷十记载：欧阳修近视严重，为了更好地在政府当差，只能让仆人读书给他听。

诗人白居易所做《眼病二首》，其中诗句："散乱空中千片雪，蒙笼物上一重纱。纵逢晴景如看雾，不是春天亦见花。"非常形象地表达了近视眼看东西模糊的情况。同时，他还赋诗表达了自己年少时期不知道保护眼睛的懊悔："早年勤倦看书苦，晚岁悲伤出泪多。眼损不知都自取，病成方悟欲如何。夜昏乍似灯将灭，朝暗长疑镜未磨。千药万方治不得，唯应闭目学头陀。"年轻的时候不好好地保护眼睛，等老了就只能暗自后悔了。

近视有什么危害

下课铃响起，一天紧张的学习结束了，乐乐抬起头，扶了扶眼镜，开始收拾书包。乐乐每天都会坐公交往返于家和学校，他说自己最不喜欢的就是冬天，因为相比于夏天时不时地扶一扶鼻梁上滑下来的眼镜，冬天登上公交车之后眼镜上面全是哈气，让乐乐摘也不是不摘也不是。而且，因为学习的压力，乐乐的近视度数最近又增长了，现在戴的眼镜已经不适合他了，每次公交快要进站，大家都是往前排队，乐乐却总是往后退，因为他要等公交车离他近了之后去看是不是自己要坐的那路车。那除了乐乐放学遇到的这些问题，近视还有什么坏处呢？

 小课堂

近视的危害

近视最直接的危害是视力下降，需要配戴近视眼镜辅助达到正常视力水平。配戴眼镜会带来各种不便，如影响日常生活、体育活动、学习和工作的方方面面。尤其是儿童和青少年时期，近视度数逐年增长，需要及时调整眼镜度数，否则戴镜视力不足，会对学习和生活产生更大影响，这既增加了金钱成本，又增加了时间成本。对于近视度数达到稳定的部分成年人，可以通过近视手术摘掉眼镜，但仅限于摘镜，因近视导致的眼部病变依然存在，继发其他眼病的风险也始终存在。而且，近视手术要求近视度数在可控范围内，对于超高度近视的人群，近视摘镜手术的难度和风险都将极大增加。

近视的发病年龄，对最终的近视结果有很大影响。近年来，近视发病年龄明显提前，近视发展有两个高峰时段，学龄初期和生长发育期。从近视发病到成年之前，随着生长发育，近视度数会逐步增长，这也就意味着近视发生得越早，最终成年时近视稳定后的度数就越高，发展到高度近视（超过600度的近视）的可能性也就越大。

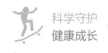

科学守护
健康成长

 知识扩展

近视导致的眼球改变

　　主要集中在眼底，比如视盘萎缩弧、脉络膜萎缩，尤其是高度近视更为明显。此外，高度近视眼发生周边视网膜变性、视网膜裂孔、飞蚊症、视网膜脱离、黄斑病变、青光眼、白内障等眼病的风险都会增高，其中视网膜脱离或黄斑病变等眼病，可能造成不可逆的视力损害。图片"近视的眼底改变"中，左、中、右均为眼底像，眼底的近视改变依次加重。左图的眼底基本正常，中央橘黄色的椭圆形结构为视神经，也称为视盘，视盘周围大片橘色背景为眼底，其上可见红色血管走行。左图的视盘形状规则，边界清楚，眼底的颜色比较均一；而中图的眼底颜色不再均一，呈现出豹纹状的改变；右图的视盘边界模糊，即视盘旁的萎缩弧，眼底的豹纹状改变也加重了。

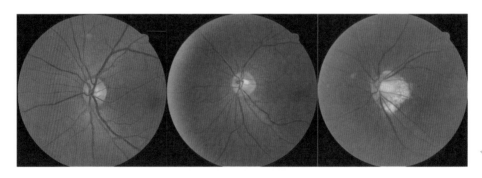

近视的眼底改变

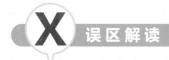

近视度数涨了没关系，只需要换副眼镜就好

近视度数增长后，戴旧眼镜就看不清楚了，在更换合适度数的新眼镜后又能视物清晰了，这是不是意味着只需要及时更换新眼镜就可以了呢？并不是。随着近视度数增长，眼睛会出现一系列结构改变，尤其是增长到超过 600 度的高度近视时，很多眼病的风险都会增加，甚至导致永久性的视功能损伤。所以儿童应养成良好的用眼习惯，控制近视度数的增长。

远视储备是什么

小朋友出生后绝大多数都是"远视眼"，这是因为小朋友出生后眼球小、眼轴短，光线进入眼睛后焦点在视网膜后方。绝大多数孩子远视度数随年龄增加逐渐减小，但是也有一些孩子随着年龄增长，远视度数并没有降下来，甚至可能有所加深。尽管最开始小朋友有远视，但他们的远视程度不是特别厉害，完全可以依靠眼睛的调节力，把落在视网膜后方的焦点向前移动到视网膜之上，所以也能看到清晰的图像，生活和学习几乎不怎么受影响。

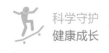

 小课堂 • • • • • • • • • • • • • •

什么是远视储备

　　儿童的视力是从出生起逐步发育到正常水平的，这是由于出生时，新生儿的眼睛是 300 度左右的远视状态，随着眼球发育，眼轴增长，逐渐由远视发展为正视，视力随之提高，这就是正视化过程。正视化一般在学龄期完成，在此之前孩子的双眼为生理性远视，也称为"远视储备"。

远视储备
是什么

　　越来越多的家长关注到远视储备的重要性。保持正常的远视储备，可以预防近视发生。而长时间近距离用眼，或缺少户外活动，都会造成远视储备消耗过快，引起近视早发。

 知识扩展 ///////

散瞳验光

　　远视储备检查，需要进行睫状肌麻痹后验光，也就是俗称的散瞳验光。规范的散瞳验光需要采用 1% 的阿托品滴眼，药效会持续 3 周左右才能完全消失，这意味着孩子在这段时间在户外畏光和看不清楚近处，影响孩子读书写字等所有近距离用眼。为了避免这种影响，临床上可以采取小瞳验光，也就是免散瞳验光，再结合眼轴、年龄等因素对远视储备进行粗略估计，当然这种检查结果不如散瞳验光结果准确。

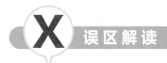

误区解读

远视储备越多越好

理论上远视储备越多越不容易近视。但是，远视储备也不是越多越好，虽然近视的概率会大大降低，但是远视超过正常值太多，会影响孩子的大脑视皮层的发育，也很有可能会引起弱视、斜视等。

眼轴长就是近视吗

眼睛就像是一台"超高清照相机"，我们借助它去见证春暖花开，去发现世界精彩。眼睛中的角膜就像是照相机的镜头，捕捉入眼的第一道光线，之后经过瞳孔（照相机的光圈）和晶状体（调焦装置）对光线调整，最终成像在视网膜（成像胶卷）。那决定这台"照相机"能否拍出超高清照片的重要参数是什么呢？

 小课堂

1. 什么是眼轴

眼轴是指眼球的长度，即从眼球前表面的角膜到后表面的眼底的距离。眼轴是与近视密切相关的一个参数，一般来讲，近视度数越高，眼轴越长。

177

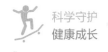

2. 为什么要测眼轴

根据眼轴长度，可以初步了解眼球屈光状态，在其他眼部条件相似的情况下，眼轴更长的儿童青少年近视度数更高，定期监测孩子的眼轴变化，能更好地帮助我们判断孩子的眼睛发育情况。

 知识扩展

眼轴的增长速度与年龄之间的关系

成年人正常的眼轴长度为 23～24 毫米。儿童的眼轴是从出生后随生长发育逐渐变长的。出生时眼轴长度仅为 16 毫米左右，随着眼球的发育和正视化的进程，出生后 6 个月内，眼轴快速增长，平均每个月增长 0.62 毫米，6～18 个月龄平均每个月增长 0.19 毫米，18 个月龄后平均每个月增长 0.01 毫米，到 2 岁时眼轴可以增长到 21～22 毫米，3 岁以后眼轴增长速度大幅降低，从 3 岁到 14 岁仅仅增长 1 毫米，到 14 岁时眼轴达到成年人的水平。如果眼轴增长过快，那么发生近视的风险就会增加。一般眼轴增长 1 毫米对应大约 250 度近视。

 误区解读

近视看眼轴这一个数据就足够了

眼球好比一台照相机，角膜是镜头，视网膜是底片，眼轴是镜头到底片的距离，也就是焦距。底片上的成像是否清晰，取决于镜头与焦距是否合适，而不是单纯由焦距长度决定。也就是说，对于相同的镜头，眼轴

眼轴长就
是近视吗

过长或过短，底片的成像都不会清晰，但如果长眼轴搭配小屈光力的镜头，那么底片的成像也可以是清晰的。所以单纯看到一个偏长的眼轴数据，不能直接判定为近视，需要结合角膜的屈光力，也就是角膜曲率来综合判断。

怎么预防儿童近视

导致近视发病的两个主要方面包括遗传因素和环境因素，既然遗传因素无法改变，那我们能做的就是注意后天环境因素的控制，也就是养成良好的用眼习惯。主要包括控制近距离用眼时间，保持良好的用眼姿势，提供良好的用眼环境，以及保证每天超过 2 小时的户外活动。家长应为孩子选择合适的座椅、书桌和灯具，从而保证孩子学习时光线充足、坐姿端正，有足够的用眼距离。

 小课堂

1. 电子产品的合理使用时间

小学生每天使用电子产品学习的总时间不超过 2.5 小时，每次不超过 20 分钟；中学生每天总时间不超过 4 小时，每次不超过 30 分钟。使用电子产品玩游戏和娱乐的时长，中小学生每天累计都不能超过 1 小时。

2. 如何缓解视疲劳

用眼 30 ~ 40 分钟后，要休息 10 分钟左右。不方便室外活动

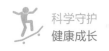
时，可让孩子在阳台上活动或者是远眺；保障孩子每天有充足睡眠时间，缓解视疲劳，小学生每天睡眠 10 个小时，初中生 9 个小时，高中生 8 个小时。

 知识扩展 ///

1. 如何选择电子产品

必须使用时，尽量选择大屏幕的电子产品。家里的电视应尽可能选择大屏幕、高分辨率、高清晰度的。要让孩子与电子产品保持合适的使用距离，尤其不能让孩子躺在床上或沙发上使用电子产品。在使用电子产品半小时后要休息 10 分钟，做眼保健操或向远处眺望，多接触自然光线。

2. 如何提供良好的环境亮度

白天要保证室内光线明亮，夜间睡眠时应关灯，避免强光直射眼部。近距离用眼时，要选择没有频闪、亮度足够、频谱宽的台灯，使用时也要打开房间其他灯，保证充足亮度。应做到不在走路时、吃饭时、卧床时、晃动的车厢内、光线暗弱或阳光直射等情况下看书、写字、使用电子产品。

 误区解读

防蓝光就是防近视

防蓝光不等于防近视，对于希望在看电脑、电视、手机时通过配戴防蓝光眼镜预防近视的儿童青少年来说，防蓝光眼镜是没有必要配戴的。我们常说的长时间看电脑、电视、手机会造成视力下降，是由于长时间近距离注视物体会使屈光系统或眼轴产生变化，从而影响视力。而配戴防蓝光眼镜并不会改变近距离视物这种状态，也没有充足的证据表明防蓝光眼镜可以缓解视疲劳，因此出于防近视的目的，配戴防蓝光眼镜是没有必要的。

儿童近视怎么早发现

近视早期的主要表现是视力下降，但视力下降是逐渐发展的，儿童很难自己早期发现，等到儿童自己感觉到看不清黑板或者远处物体时，很可能已经发展为真性近视，甚至近视度数已经很高了。这也是为什么很多孩子初次就诊时其近视已经达到三四百度了。因此，建议家长至少每6个月带孩子进行一次视力检查，尽早发现儿童的视力问题。

 小课堂

1. 居家测量儿童视力

婴幼儿配合度差，想要完成视力检查是很困难的，这时家长的观察就变得尤为重要。

（1）针对新生儿：用没那么强的光源照射眼睛，如新生儿对光的照射没有反应，表示视力有严重问题。

（2）针对出生1~2个月的宝宝：当将某物突然移近新生儿眼睛时，会引起孩子眨眼，如孩子没有反应则可能有视力问题。

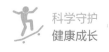
（3）针对2~5个月的宝宝：不能随眼前的玩具或灯光转动眼球，则说明视力极差。

（4）针对1岁左右的宝宝：如果怀疑宝宝一只眼有视力障碍，可交替遮盖眼睛观察其行为，遮盖视力差的一只眼时，孩子表现不在意；遮盖视力好的一只眼时，孩子因看不清而烦躁、哭闹，拒绝遮盖，就能简单判断哪只眼睛有问题了。

（5）针对大于3岁的儿童：家长可教其辨认"E"形视标，或辨认供儿童使用的简单图形视标，完成视力检查；使用视力表检查视力时，应根据视力表的要求保证检查距离，标准视力表一般要求距离5米，并有光线充足的环境。

2. 如何发现儿童的视物行为异常

家长若发现婴儿（1岁以内）眼睛有脓性分泌物、经常溢泪、双眼大小明显不一致或瞳孔区发白等，幼儿（1~2岁）有视物距离过近、瞳孔区发白、畏光、眼位偏斜或歪头视物、眼球震颤等，学龄前儿童（3~5岁）有视物距离过近或眯眼、频繁揉眼、眼位偏斜或儿童自己表述眼部不适等症状时，应及时就诊。

对于大龄儿童，在日常生活中，家长也需要观察孩子，若出现以下情况：看远处的物体时，经常眯眼；频繁眨眼、经常揉眼睛、歪着头看物体、经常皱眉、经常拉扯眼角、看东西时眼睛贴得很近等；反映说看不清学校的黑板或白板；在近距离阅读时姿势不正确，和以前不一样了；现在对课外活动没有兴趣，不像以前那样积极参与了。那么孩子的视力很可能出现了问题，家长需要及时带孩子到医院进行眼科检查。

在视力下降的早期，孩子很可能还处于假性近视状态，此时如能及时发现，通过调整用眼习惯，有希望防止真性近视的发生。如果发现时已经是真性近视了，现在的医学条件就无法使其恢复到正常视力了。

知识扩展

儿童到医院接受眼科检查的步骤

儿童到医院做常规眼科检查时，首先要完成裸眼视力的检查，这将决定接下来是否需要进一步全面检查。如果裸眼视力正常，可以初步判断孩子的眼睛没有严重的视力问题，只需完善眼位和眼轴长度等基本检查，排查常见眼病即可。眼轴长度可以协助判断屈光状态，并动态观察眼睛的发育情况。如果裸眼视力不正常，就需要散瞳验光检查，明确有没有近视、远视、散光等屈光问题，如果验光后确实存在屈光问题，而且矫正视力能达到正常水平，那么可以初步确定为屈光不正（即近视、远视或散光的统称），否则需要通过进一步完善眼科的其他检查，以确定是否存在其他器质性的眼病。

误区解读

视力低下就是近视

造成儿童视力低下的原因有很多，除白内障、青光眼等眼球器质性疾病外，常见的有远视、散光、近视、弱视等。其中，弱视是儿童视力低下的常见原因。孩子戴眼镜后，矫正视力仍达不到正

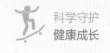
常，就有可能存在弱视。

弱视与近视并不相同。近视往往多发生在学龄期的儿童青少年中，是由于长时间近距离用眼、缺乏户外活动、家族遗传等原因造成眼轴变长，表现为看远不清楚，看近清楚，戴眼镜后，孩子的矫正视力多可达到正常。弱视多见于学龄前儿童，是较为常见的儿童眼病。弱视是由于近视、远视、散光、斜视、上睑下垂等原因造成视觉细胞的有效刺激不足，造成矫正视力低于同龄正常儿童的一种视功能发育滞后状态，是戴眼镜也无法达到同龄儿童正常视力的眼病。

近视可以恢复吗，
如何判断假性近视和真性近视

小朋友乐乐家庭富裕，衣食无忧，很小的时候他就央求爸爸妈妈给他买了电脑、游戏机，放学回家，他就盯着游戏机玩得不亦乐乎。因为有游戏机的陪伴，乐乐的童年过得很开心，但在他小学四年级的时候，每次玩完游戏机，抬头看东西都是模糊的。乐乐的爸爸妈妈看在眼里，急在心上，他们想乐乐是真的近视了吗，他的视力还可以恢复吗？

 小课堂

1. 什么是假性近视

假性近视是由于视疲劳，负责眼部调节的睫状肌过度紧张，无法完全松弛，导致的"近视"。比如连续看近处物体时间过长就会导致调节痉挛，表现为看远处物体不清楚。

2. 如何判断是假性近视还是真性近视

判断儿童是真性近视还是假性近视，需要到正规医院眼科进行散瞳验光，根据得到的结果进行确定。散瞳验光检查仍存在的近视就是真性近视。而假性近视在散瞳后屈光状态为正视或远视。很多家长担心散瞳的副作用，散瞳一般对孩子没有伤害，只会造成暂时的视近物模糊、怕强光，在药效消退、瞳孔恢复后，这些症状都会消失。

 知识扩展

散瞳后瞳孔恢复时间

一般快速散瞳验光（复方托吡卡胺）4~6小时后瞳孔可恢复正常；阿托品散瞳验光 3 周后瞳孔可恢复正常。还有一些使用阿托品滴眼液的孩子可能会有暂时的眼红、脸红、口干、心跳加速、发热等症状，个别使用复方托吡卡胺的新生儿可能发生心率、呼吸减缓，所以如果使用药物期间有异常情况请及时就医。

 误区解读

假性近视和真性近视都可以恢复

仅仅通过视力低于正常或者根据未散瞳验光的结果就判断为近视是不科学的，这很有可能不是真性近视，而是假性近视。如果

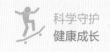
孩子出现假性近视，可以通过放松调节恢复视力，如减少近距离用眼时间、使用睫状肌麻痹剂等。真性近视则是由于长期用眼不当，导致眼轴变长，无法看清远处的事物，而变长的眼轴是不能逆转的。

近视一定要戴眼镜吗

近视后会出现裸眼视力下降，影响孩子看远处物体的清晰度，需要到医院眼科门诊进行全面的检查，根据验光结果配戴合适的眼镜。刚开始戴一副新眼镜的时候，孩子可能出现头晕眼花等不适应的症状，尤其是近视度数不是特别高，或者单纯因为散光配镜的孩子，这时候就需要家长尽量监督孩子戴镜，慢慢适应，逐渐增加戴镜时间，逐渐适应新眼镜，看东西也能更清楚了。

 小课堂

近视到什么程度要戴眼镜

对于超过 3 岁的儿童，近视度数达到 100 度或以上，建议戴眼镜；近视低于 100 度时，如果合并间歇性外斜视、外隐斜视、裸眼视力不佳需要眯眼或凑近看时也需要配镜。近视合并散光时，也可以通过一副眼镜进行矫正，孩子视力矫正后看事物才能清晰，这样不影响孩子的学习和生活，否则容易加重视疲劳，加重近视。

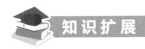 知识扩展

镜框坏掉，镜片可以继续用吗

应使用一模一样的镜框（相同品牌和型号）再填装原有镜片继续配戴，否则不建议。因为如果是不同款式的镜架，片型和尺寸肯定多多少少都会有差异；如果强行压进镜框，光学中心点肯定也会产生变化，瞳距同样会产生误差；更重要的是，把不同片型的镜片强行挤压进镜框里，镜片将会处于扭曲的应力之下，光学指标可能变化或者慢慢发生变化；配戴光学指标不合格的眼镜，将会导致视物变形、头晕、眼睛酸胀、视疲劳、度数不断增加、眼压增高等问题。

 误区解读

1. **戴眼镜会引起近视度数加深**

不会加重。那么孩子戴镜后，近视度数逐渐加深的原因是什么呢？儿童近视度数是随着生长发育而逐年加深的，普通框架眼镜仅仅能帮助孩子看清事物，并没有阻止近视增长的作用，所以戴镜后近视还是会继续增长的。

2. **戴眼镜会导致眼睛变形影响美观**

这是没有临床科学依据的。往往是由于去掉眼镜后家长看孩子不习惯，觉得仿佛是眼睛变形。随着孩子生长发育及近视度数加深，眼轴会变长，一般对外观不会有明显影响，不过个别高度近视眼轴增长可能会引起眼球突出，产生外观的改变。因此确诊近视后还是应该及时配戴眼镜，以免影响孩子的学习和生活。

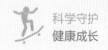
如何控制近视度数加深

近视一旦发生，就无法逆转，而且随儿童的生长发育，近视度数会逐年增加。我们能做的是控制近视的发展速度，使近视度数的加深尽可能减慢，最好使近视度数不增加。

 小课堂

近视儿童正确用眼习惯

（1）不仅要控制近距离用眼时间（用眼 30～40 分钟后，要休息 10 分钟），也要控制每天用眼总时长。

（2）尤其要严格控制使用电子产品的时间，小学生每次＜20 分钟，每天累计＜2.5 小时；中学生每次＜30 分钟，每天累计＜4 小时；使用电子产品娱乐时间累计不超过 1 小时。

（3）必须使用电子产品时，尽可能选择大屏幕，确保电子产品使用距离合适，不要让孩子躺在床上或沙发上使用电子产品。

（4）保证每天 2 小时以上的户外活动。不方便出门时，让孩子在阳台上活动或者远眺。

如何控制
近视度数
加深

（5）保证晚上足够睡眠时间，缓解视疲劳。小学生每天睡眠时间应不少于 10 个小时，初中生 9 个小时，高中生 8 个小时。

（6）保证孩子用眼的环境光线充足、稳定，用眼距离适中。

（7）桌椅要保证足够的用眼距离，坐姿端正。

（8）儿童护眼灯要购买正规厂家生产、光线柔和无频闪的种类。

 知识扩展

1. 角膜塑形镜

即常说的 OK 镜，是目前控制近视最为有效的方法之一。OK 镜是晚上戴、白天摘，通过睡眠时候对角膜的塑形，确保白天有清晰视力，并能抑制眼轴增长，控制近视发展。如果能够做到全面检查、合理验配、定期复查、清洁操作，OK 镜是很好的近视控制手段。OK 镜的验配范围一般是近视 100～600 度，过高的度数容易引起并发症或白天的矫正视力不好。100 度以内的近视也可以酌情验配，理论上越早发现近视、越早进行干预，则近视控制的远期效果越好。从安全的角度考虑，目前国内建议配戴 OK 镜的年龄是 8 岁及以上。

2. 低浓度阿托品

根据目前的研究结果，0.01% 低浓度的阿托品滴眼液也可以有效控制近视发展，且不会造成明显的瞳孔散大、畏光或视力模糊等副作用。其主要作用是可以缓解长期近距离用眼引起的睫状肌紧张状态，并通过神经受体调节通路减缓近视发展的速度，但在使用的过程中，一定要遵照医嘱，定期检查眼睛的状态，保证用药的安全性。

3. 功能性框架眼镜

通过镜片模拟类似 OK 镜的周边离焦原理，实现控制近视的作

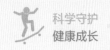
用，为不能接受角膜塑形镜和低浓度阿托品的孩子提供了一种选择。作为框架眼镜，可以避免手直接接触眼睛的相关风险和摘、戴的烦琐流程，成为部分家长的选择。

 误区解读

护眼仪可以治疗近视

不能。市面上的很多护眼仪，大多是根据眼部的高低轮廓与不同的穴位分布设计而成，有些加入了中医经络学说，按摩眼部穴位，可以实现舒缓视疲劳，减轻长时间用眼造成的眼睛干涩和疼痛等症状。其相比近视防控的科学手段，并没有发挥切实的作用，起不到治疗和逆转近视并提高视力的效果。

如何识别近视治疗的"陷阱"

冬去春来，天朗气清，乐乐妈妈看着乐乐在公园里蹦蹦跳跳的身影，心底却有一丝忧愁，因为乐乐最近跟她抱怨，玩耍的时候眼镜总是滑落，看着电视上宣传的"神奇"仪器和眼贴，乐乐妈妈动心地想买回来，给乐乐治近视。但这样的做法是对的吗？

小课堂

近视是不能治愈和逆转的

近视是不能治愈、不可逆转的，所以宣传可以治愈近视的产品，各位家长要慎重对待。家长对孩子的近视越来越重视、对孩子近视度数加深的焦虑情绪，可能造成花了钱却没有达到近视防控目标的后果。

 知识扩展

通过视力训练，视力真的能提高吗

不能。一些视力保健场所，宣传可以通过自行研制的视力训练方法，提高孩子视力，治疗近视。部分家长也会发现孩子经过一段时间的训练，在该场所里检查的视力"确实"有所"提高"。学习过上面科普内容的家长，会发现这里面的蹊跷。

首先，视力就像我们的身高一样，虽然基本稳定，但是仍然可以在不同的时间段存在细微的差别，比如一行视力表的改变，很难辨别是不是正常的视力改变；其次，视力检查需要规范的光线环境和距离。部分场所的检查环境很可能故意不达标；而且，孩子识别视力表也会有一个学习过程，尤其是低龄的孩子，随着对视力表的熟悉，视力检查结果也可能出现变化。

另外，市面上有一种视功能训练，确实能达到"提高裸眼视力"的目的。但它能提高裸眼视力的原理，是通过改变大脑对模糊的认知力。大脑对模糊的认知有相当大的可塑性，在视觉训练中，大脑不

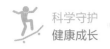

断地经过模糊适应这一调节后，同样的屈光不正可以表现出更好的识别能力。这种裸眼视力提高的实质，是大脑通过不断的调节，适应了模糊的状态，适应了模糊看东西的感觉。就像有些孩子，哪怕近视度数已经有200多度了，还坚称能看见黑板，他们就是长期适应了这种模糊状态。但是，通过视功能训练实际的近视度数不会因此而降低。相反的，在训练过程中，为了达到更好的模糊适应效果，不能戴镜，或者不能戴足矫的眼镜，在模糊的状态下才能提高裸眼视力。同时，要想让眼睛长期适应这个模糊状态，那么你的眼睛和大脑就需要不断调节，这样一种长期不放松的状态最后可能会导致近视度数加深更快。

 误区解读

食补可以逆转近视

错误。某些宣传提到通过食补可逆转近视，比如枸杞水、鱼眼睛、猪肝、鱼肝油等，这些食物富含维生素A（又称视黄醇），参与视紫红质的合成，增强视网膜的感光能力。适当补充维生素A对眼睛有益，但过量摄入可能会引起维生素A中毒反应。所以正常人均衡饮食即可，不需过量摄入，也不存在治疗近视的作用。

有些营养成分是可以保护视力的。比如维生素D是一种日常生活中常见的微量元素，适量补充维生素D能够帮助降低眼睛对外界的敏感性，帮助老年人预防眼底出现黄斑病变；再比如叶黄素是存在于视网膜黄斑区的主要色素，可以帮助视网膜抵御紫外线，有助于保护视力。因此，平时可以给孩子多补充富含维生素 D 和叶黄素的食物，如海鱼、动物肝脏、蛋黄、玉米等，但也建议结合身体实际状况，均衡饮食即可，不建议过量补充，因为它们对近视并没有治疗的作用。

答案：1. D；2. C；3. ×

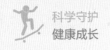

健康知识小擂台

单选题：

1. 成年人的正常眼轴是（　　）

　　A. 18～19mm

　　B. 20～21mm

　　C. 21～22mm

　　D. 23～24mm

2. 高度近视为近视度数超过（　　）

　　A. 300度　　　　　　　　B. 500度

　　C. 600度　　　　　　　　D. 800度

判断题：

3. 多吃枸杞、补充鱼肝油可以预防近视。（　　）

近视
自测题
（答案见上页）

常见
疾病与
症状

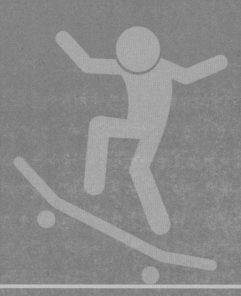

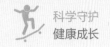
孩子的点滴不适，都深深牵动着父母的心，哪怕只是发热、咳嗽、腹痛等这些常见的症状，也会让众多家长如坐针毡。面对常见不适，如何在家里正确测量体温、处理抽搐、护理腹泻……都是摆在家长面前的重大难题。此外，孩子由于体质虚弱、免疫力低下，是多种传染性疾病的易感人群。

本章将围绕儿童时期常见的疾病和症状，介绍正确的处理方式和解决方法，帮助家长正确认识一些常见的疾病和症状，护佑儿童健康成长。

什么是新生儿黄疸，
如何区分生理性黄疸和病理性黄疸

新生儿是指胎儿自娩出并脐带结扎起，至出生后28天内的婴儿。由于新生儿是胎儿的延续，此期出现的许多问题与母亲孕期情况和胎儿期的生长发育情况有关。此外，新生儿从宫内环境到外界环境需要适应过程，并且经历解剖生理学上的巨大变化，可能出现多种疾病或症状，因此需要细致的护理工作。

很多新手爸妈可能会为刚出生的宝宝皮肤发黄而苦恼，大部分被父母视为珍宝的新生儿来到这个世界都可能会遇到新生儿黄疸这个常见问题。其实大部分刚出生的小宝宝皮肤偏黄是正常的生理现象，当然也不排除一些由于复杂病因引起的病理性黄疸。

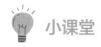 **小课堂**

1. 什么是新生儿黄疸

黄疸是由于血清中胆红素增高引起皮肤、黏膜和巩膜黄染的现象，传统概念中新生儿黄疸可分为生理性黄疸和病理性黄疸，但不能单纯以血清胆红素值来区分是生理性还是病理性。

2. 新生儿生理性黄疸和病理性黄疸有何区别

（1）生理性黄疸的孩子精神反应好、睡眠吃奶好，大小便正常，是新生儿的一种正常生理现象。诊断新生儿生理性黄疸需要同时符合：①足月儿（胎龄≥37周）在出生后2~3天出现黄疸，4~5天达高峰，5~7天消退，最迟不超过2周；早产儿（胎龄<37周）在生后3~5天出现黄疸，5~7天达高峰，7~9天消退，可延迟到3~4周；②血清总胆红素值尚未超过新生儿小时胆红素列线图的第95百分位数，或尚未达到相应日龄、胎龄及相应危险因素下的光疗干预标准。

（2）病理性黄疸常见原因包括溶血性黄疸（母亲与胎儿血型不合）、母乳性黄疸（见于部分母乳喂养的新生儿）、感染性黄疸（包括宫内感染和生后感染）、阻塞性黄疸（先天性胆道畸形）等。符合以下任何一条即为病理性黄疸，需要及时就医、进一步查明病因。病理性黄疸的特点是：①出现早，出生后24小时内即出现黄疸；②程度重，血清总胆红素值超过新生儿小时胆红素曲线的第95百分位数，或已达到相应日龄、胎龄及相应危险因素下的光疗干预标准；③黄疸程度迅速加重，每日总胆红素升高>5mg/dl；④黄疸持续时间长，足月儿>2周，早产儿>4周；⑤黄疸消退后又重新出现。

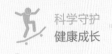

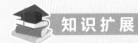 知识扩展

生理性黄疸和病理性黄疸的区别

新生儿黄疸是新生儿期最常见的临床症状，生理性黄疸一般可自行消退，早产儿胎龄越小，黄疸持续时间越长。病理性黄疸病因复杂，严重的黄疸会导致脑损伤。

 误区解读

新生儿黄疸不用理会可自行消退

新生儿生理性黄疸一般自行消退，但病理性黄疸病因复杂，持续时间长，若不针对性查找病因和相应治疗，消退后可重新出现。

什么是母乳性黄疸，需要停止母乳喂养吗

豆豆刚满月，出生后一直母乳喂养，吃奶正常，精神较好，生长发育也正常，但不知道为什么皮肤和巩膜黄疸至今仍未退完，在医院就诊检查肝功能，除了血清未结合胆红素轻度升高外，其他项目均正常。在排除病理性因素后，医生诊断为母乳性黄疸。

 小课堂

什么是母乳性黄疸

母乳性黄疸的孩子血清中未结合胆红素升高，除黄疸外，孩子

吃奶好，精神好，生长发育正常，大便和小便颜色及量正常。

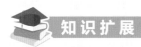 知 识 扩 展

母乳性黄疸需要停止母乳喂养吗

确诊母乳性黄疸后无须特殊治疗，一般鼓励坚持母乳少量多次喂养，不主张停母乳，同时密切监测黄疸。即使胆红素水平达到光疗标准而接受光疗时，也应允许并安排母亲母乳喂养和照顾新生儿，除非胆红素水平接近换血阈值，准备行换血疗法时；或血清胆红素水平增加速率 > 0.5mg/h，可暂停母乳喂养。一般母乳性黄疸预后良好，通常不会出现较重症状，当胆红素水平过高时，应给予充分喂养加蓝光光疗等干预措施。

 误区解读

母乳性黄疸消退后也不能进行母乳喂养

暂停母乳期间，可以用吸奶器将母乳吸出，以保证乳汁持续分泌，等宝宝黄疸减轻或消退后，可以再继续母乳喂养。

什么是新生儿缺氧缺血性脑病

新生儿缺氧缺血性脑病是指在围产期窒息而导致脑的缺氧缺血性损害。临床出现一系列脑病表现。本症不仅严重威胁着新生儿的生命，并且是新生儿期后病残儿出现的最常见病因之一。

小课堂

1. 新生儿缺氧缺血性脑病是什么

指围产期（从孕期满 28 周到出生后 1 周）由于胎儿窘迫或出生时窒息、缺氧引起的脑病，根据临床表现可分为轻、中、重三度。

2. 新生儿缺氧缺血性脑病有哪些后遗症

并非所有缺氧缺血性脑病都会发生后遗症。轻度脑病患儿多表现为过度兴奋，往往出生 24 小时后逐渐减轻，72 小时内消失，一般不会引起后遗症。中度脑病患儿表现为嗜睡、反应迟钝，可有惊厥，多于生后 2 周内症状消失，可能有后遗症。重度脑病患儿可表现为昏迷、呼吸不规则、持续惊厥等，由于脑损伤严重，病死率高，存活者常遗留不同程度的运动或智力障碍、癫痫等后遗症。

 知识扩展

新生儿缺氧缺血性脑病的护理

由于新生儿大脑尚未发育成熟，有很大的可塑性，损伤部位的功能可通过代偿得到恢复，故患儿出院后应定期到医院随访检查，在医生的指导下早期进行康复训练，如对患儿进行抚触、被动运动及视听刺激等，可使损伤的脑细胞得到代偿，从而预防或减轻后遗症的发生。

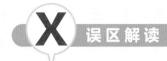

误区解读

产前或产时胎儿缺氧一定会出现缺氧缺血性脑病

一般来说，单纯的缺氧不会引起严重的脑损伤，只有在缺氧同时伴有缺血时才会造成严重的神经系统损伤，其临床症状和体征取决于窒息缺氧事件的严重性和持续时间，后者更重要。

孩子出疹就是麻疹吗

儿童的许多疾病都会出疹，除麻疹外还有风疹、水痘、幼儿急疹、猩红热、手足口病等，此外肠道病毒感染、药物过敏、EB 病毒感染等也会出现皮疹。因此，孩子出皮疹不一定是麻疹，要根据皮疹特点和病情进行综合判断。

小课堂

什么是麻疹

麻疹是一种病毒性呼吸道传染病，在出现症状前通常会有 1～3 周的潜伏期；前驱期 3～4 天会有发热、咳嗽、流涕、流泪、怕见光、打喷嚏等感冒样的表现。多数患儿在发热 3～4 天后出现皮疹，体温可进一步升高。皮疹先出现于耳后，渐渐发展至额、面、颈部，自上而下蔓延至躯干、四肢，最后到达手掌与足底。皮疹最初为红色斑丘疹，基本不痒，之后皮疹部分融合成片，颜色加深呈暗红色。感觉孩子看起来特别脏，因为面部浮肿，眼分泌物增多，

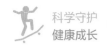

甚至粘连眼睑不易睁开，流浓涕，上述表现称为麻疹面容。如果无并发症，在出疹的 3～4 天后体温开始恢复，皮疹按出疹的先后顺序逐步消退，疹退后皮肤可留有棕色的色素沉着伴糠麸样脱屑，一般 7～10 天痊愈。

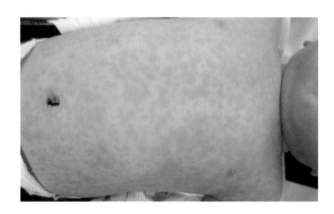

麻疹的皮肤表现

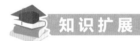 **知识扩展**

麻疹早期特征性的体征

在出皮疹前 2～3 天，孩子的口腔黏膜上可见直径 0.5～1.0 厘米灰白色的科氏斑（又称麻疹黏膜斑），是麻疹早期特征性的体征。

 误区解读

麻疹患儿在体温降至正常后开始出现皮疹

多数患儿在发热 3～4 天后出现皮疹，出疹时体温可进一步升高至 40℃ 左右。

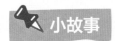

根据记载，早在公元 196—220 年，我国古代医书就有关于麻疹的叙述。"麻疹"这一名称的首次提出，则是在 1576 年。国外关于麻疹的最早记载出现在公元 9 世纪，当时的医学家认为麻疹是一种轻型天花，至 1675 年才认识到麻疹是一种独立的疾病。1864 年科学家对法罗群岛麻疹流行病学作了第一次确切的描述，并证实麻疹在人和人之间经呼吸道传播。

我国过去民间一直有"孩子出过疹和痘，才算解了阎王扣"的俗语，痘指天花，疹就是麻疹。1959 年，我国发生了全国范围内的麻疹大流行，报告发病数约 1 000 万，报告死亡人数约 30 万，年报告发病率高达 1 432/10 万，病死率约为 3%。我国儿童广泛接种麻疹疫苗后，其发病率和病死率大幅度降低，不久的将来，我国有望进入麻疹消除阶段。

孩子"腮帮子"肿就是腮腺炎吗

6 岁的男孩阳阳左侧的"腮帮子"突然肿了起来，爸爸妈妈以为是上火，就熬梨汁给孩子喝。可是三天后孩子的腮部肿胀没有消失，反而一碰就疼得哭，而且右侧的"腮帮子"也肿了起来，还出现了发热、嗜睡等症状，到社区门诊就医，医生怀疑是"痄腮"，因为病情较重，让其赶紧去医院治疗。经医生检查，确诊孩子患了流行性腮腺炎。

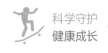

 小课堂 ● ● ● ● ● ● ● ● ● ● ● ● ● ●

1. "腮帮子"肿的常见原因有哪些

　　"腮帮子"肿通常指的是腮腺肿大,腮腺肿大的特征是以耳垂为中心的肿胀。引起腮腺肿大的疾病有流行性腮腺炎、化脓性腮腺炎、唾液腺结石、唾液腺肿瘤、结节病、肿瘤、干燥综合征等疾病,其他病毒感染也可以引起一过性腮腺肿大。

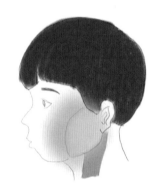

腮腺炎的表现

2. 什么是流行性腮腺炎

　　儿童腮腺肿大以流行性腮腺炎多见。流行性腮腺炎是一种由腮腺炎病毒引起的急性呼吸道传染病,好发于晚冬及早春季节,在幼托儿童和学龄儿童中最常见,可通过呼吸道飞沫、直接接触或含病毒的污染物传播。主要表现为腮腺的非化脓性肿胀、疼痛和发热。潜伏期通常为 16 ~ 18 天,病初通常有发热、乏力和食欲减退,随后逐渐出现腮腺肿胀。腮腺肿大通常初为一侧,继之另外一侧也出现,伴触痛,偶可伴耳痛,可持续长达 10 日。常见的并发症包括脑膜炎、脑炎、胰腺炎, 青春期后, 男孩可并发附睾睾丸炎, 女孩可并发卵巢炎(症状隐匿), 其次还可并发甲状腺炎、心肌损伤。如果出现腮腺大且精神差、肚子痛、反复呕吐等情况, 需要考虑是否有并发症。

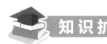

知识扩展

流行性腮腺炎的护理

流行性腮腺炎通常呈自限性, 一般预后良好, 大多数会在2周内康复。治疗主要为对症处理, 注意清淡饮食, 多喝水, 保持口腔卫生。一旦出现神经系统症状、睾丸疼痛、腹痛、呕吐等症状, 一定要到医院诊治。患者应隔离至腮腺肿大完全消退。接种腮腺炎疫苗可以有效预防流行性腮腺炎。

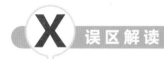

误区解读

儿童腮腺肿大就是腮腺炎

在我国儿童中实施麻疹、腮腺炎、风疹疫苗广泛接种后, 流行性腮腺炎已不是儿童腮腺肿大的常见病因, 需要和其他疾病引起或伴随的腮腺肿大进行鉴别。如果反复发热, 应及时到医院就诊。

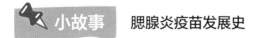

腮腺炎疫苗发展史

最早关于腮腺炎的书面记载是在公元前5世纪。希腊医生希波克拉底描述了大约公元前410年在萨索斯岛暴发的腮腺炎。流行性

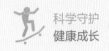
腮腺炎病毒于 1945 年首次分离出来，到 1948 年，第一个流行性腮腺炎疫苗被开发出来。该疫苗含有灭活的病毒颗粒，并提供了针对腮腺炎的短期保护。在 20 世纪 60 年代，莫里斯·希勒曼使用活病毒颗粒开发了一种更有效的腮腺炎疫苗，该颗粒是从其当时五岁的女儿杰里尔·林恩身上采集的。该疫苗于 1967 年获批准使用，并于 1977 年推荐使用，代替了效果较差的先前疫苗。

什么是百日咳

百日咳是由百日咳鲍特菌感染所致的急性呼吸道传染病，婴幼儿多见。虽然疫苗的大规模应用显著降低了百日咳发病率，但是全球依然存在百日咳"复燃"的情况，儿童和成人均有感染和发病。

 小课堂 ··

1. 什么是百日咳

百日咳是由百日咳鲍特菌引起的急性呼吸道传染病，通过呼吸道飞沫传播。患该病婴幼儿的典型症状为阵发性、痉挛性咳嗽，咳嗽的末尾伴有特殊的吸气性喉鸣和咳嗽后呕吐，新生儿可表现为呼吸暂停、青紫和窒息发作，大龄儿童和成年人可表现为持续咳嗽。

2. 为什么叫百日咳

发病后病程较长，咳嗽可反复发作，持续 3 个月左右，故称为百日咳。百日咳常见的并发症包括呼吸暂停、肺炎，以及继发于喂养困难和咳嗽后呕吐的体重减轻，重症病例可并发呼吸衰竭、百日咳脑病。早期识别和诊断及规范的治疗可以避免病情转为重症，减少并发症的发生，尽快清除病原以降低传染性。

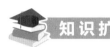 **知识扩展**

1. **百日咳的病程分期**

典型的百日咳病程分为三期：①卡他期。临床表现与病毒性上呼吸道感染相似，常表现为打喷嚏、流鼻涕、鼻塞和其他感冒症状，可出现轻度咳嗽，发热少见，通常为低热，1~2周后，感冒症状好转，但是咳嗽加重。②痉咳期。咳嗽发作的程度增加，呈一长串的咳嗽，咳嗽发作期间可出现作呕、窒息或呼吸困难，可持续2~8周。③恢复期。咳嗽逐渐减轻，完全消退通常需要数周至3个月左右。

2. **百日咳的治疗**

支持治疗是该病主要的治疗方法，患儿应充分休息，饮用足量液体，进食小餐以避免咳嗽后呕吐，应尽可能避免阵发性咳嗽的已知诱因（如锻炼、低温、鼻咽抽吸）。

抗菌药物治疗虽然不能明显改善或减轻症状发作，但是对于清除呼吸道细菌、降低传染性，具有重要临床意义。应在医生指导下接受抗感染治疗。有效抗菌治疗至少5日，可以解除隔离。对于存在以下特征的患儿，需要及时住院治疗：①呼吸窘迫（包括呼吸过速、鼻煽等）；②有肺炎证据（发热，咳嗽，呼吸过速，肋间、肋下或胸骨上凹陷，呼气呻吟等）；③不能进食；④发绀（嘴唇、甲床、耳垂、黏膜等部位出现蓝紫色改变）或呼吸暂停；⑤惊厥发作。此

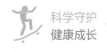
外，4 个月以下的婴儿有发生严重并发症的风险，需要住院治疗。

家长应按时带宝宝进行疫苗接种，我国儿童接种的百日咳疫苗为白喉百日咳破伤风联合疫苗，3、4、5 月龄完成 3 剂次初免接种，18 月龄完成 1 次加强剂次接种。

 误区解读

百日咳的典型表现是高热

错误。百日咳的典型表现包括阵发性咳嗽、吸入性哮声和咳嗽后呕吐。发热少见，通常为低热。并且百日咳的咳嗽和其他的咳嗽不同，往往持续时间长且剧烈，表现为面红耳赤或者咳嗽至呕吐，也就是痉挛性咳嗽。咳嗽后可能会有鸡鸣样的回声，也就是吸入性哮声。

小故事

明确记载的第 1 次百日咳疫情暴发于 1578 年的法国巴黎，主要患者是婴幼儿，造成了大量死亡。百日咳于 17 世纪开始流行，在疫苗前时代，每隔 1～2 年流行 1 次。1906 年，明确了百日咳的病原是百日咳鲍特菌（又称百日咳杆菌）。20 世纪 40 年代末，全细胞百日咳疫苗开始在一些国家广泛使用，20 世纪 70 年代推广至全球，极大地降低了百日咳的发病率和死亡率。

我国 1960 年开始使用百日咳全细胞疫苗，2007 年开始使用无细胞疫苗。自 1978 年实施计划免疫以来，百日咳发病得到有效控制，年报告发病率和死亡率均显著下降。

什么是手足口病

3 岁的小朵朵从幼儿园回来后，出现了口痛，手、足、口腔等部位出现小疱疹和小溃疡，到医院找医生，被诊断为手足口病。假如你是小朵朵的妈妈，此时应该怎么办呢？

 小课堂

1. 什么是手足口病

手足口病多发生于 5 岁以下儿童，以口痛，手、足、口腔等部位出现小疱疹或小溃疡为特征，可伴有发热，大多数症状不重。该病常由肠道病毒引起，具有传染性，主要通过粪 - 口途径传播，呼吸道及密切接触也会引起传播。

2. 如何护理手足口病患儿

该病多在一周内痊愈，无特效抗病毒药物治疗，一般给予对症治疗，非重症病例并不需要输液或是住院治疗，重症病例需要住院支持治疗。当孩子发生手足口病时，家长切勿惊慌失措，主要做好以下几点：

（1）患儿居家隔离，及时消毒，避免交叉感染。

（2）做好口腔护理，进食前后可用生理盐水或温开水漱口，食物以流质及半流质等无刺激性食物为宜。

（3）保持局部皮肤清洁，避免抓破皮疹引起继发皮肤感染，可以剪短孩子的指甲。

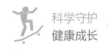

（4）观察病情变化，3 岁以下的患儿尤其需要注意，有反复惊跳（睡觉时被吓醒的感觉）、惊厥、嗜睡（超过平时睡眠时间 2 小时以上）的重症孩子尽早就医。

 知识扩展

手足口病的严重并发症

需要注意的是，少部分病例可出现神经系统、肺、心脏等重要脏器损害。累及心脏时可出现面色苍灰、皮肤花纹、四肢发凉，指（趾）发绀，出冷汗等症状；累及肺部时可表现为呼吸浅促、呼吸困难或节律改变，口唇发绀，咳嗽，咳白色、粉红色或血性泡沫样痰液；累及神经系统时可出现精神差、嗜睡、易惊、头痛、呕吐、胡言乱语，甚至昏迷、肢体抖动等。危重病例病情发展迅速，有死亡的风险，3 岁以下的患儿尤为需要注意，建议家长重视疾病期间的观察，当出现上述循环、呼吸、神经系统症状时要及时就医。最后需强调的是，做好预防工作能很大程度上避免该病的发生，餐前便后要洗手、保持家庭环境卫生、远离风险人群等。接种肠道病毒 71 型（EV71）疫苗可以有效预防重症手足口病。

 误区解读

得过手足口病就不会再得了

这个说法不对。引起手足口病的血清型有多种，手足口病患者会对感染过的肠道病毒血清型产生保护性抗体，但是不同血清型抗体通常无交叉保护，因此，患过手足口病的儿童可以再次感染不同血清型的肠道病毒而发病，但是重复发病不常见。目前国内已经上市的 EV71 疫苗可刺激机体产生针对 EV71 病毒的免疫力，用于预防 EV71 感染所致的手足口病和相关疾病，但不能预防其他肠道病毒（包括柯萨奇 A 组 16 型病毒等）感染所致的手足口病。

孩子哪些传染病可以通过疫苗预防

接种疫苗是预防控制传染病最有效的手段。疫苗的发明和预防接种是人类最伟大的公共卫生成就。疫苗接种的普及，避免了无数儿童残疾和死亡。世界各国政府均将预防接种列为最优先的公共预防服务项目。

 小课堂

接种哪些疫苗可以预防孩子得传染病

家长们首先应该了解我国的《国家免疫规划疫苗儿童免疫程序及说明（2021 年版）》，这是国家卫生健康委组织编写的疫苗接种指导性文件。预防接种是儿童健康的基本保障，也是预防、控制传染病的有效手段。《国家免疫规划疫苗儿童免疫程序及说明（2021 年版）》中提到，通过接种 13 种疫苗——俗称"一类疫苗"，可以预防乙型肝炎、结核病、脊髓灰质炎、百日咳、白喉、破伤风、麻疹、流行性腮腺炎、风疹、流行性乙型脑炎、流行性脑脊髓膜炎、甲型肝炎共 12 种传染病。

除了国家免疫规划的儿童疫苗外，目前还有非免疫规划疫

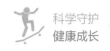

苗——俗称"二类疫苗"，主要包括流感嗜血杆菌b结合疫苗、肺炎球菌结合疫苗、肠道病毒71型灭活疫苗、流感疫苗、水痘减毒活疫苗、轮状病毒疫苗和狂犬病疫苗。"二类疫苗"是自费且自愿接种的，是对"一类疫苗"的有效补充，能帮助儿童更好地建立免疫屏障，预防流感、轮状病毒、流感嗜血杆菌、肺炎球菌相关肺炎、手足口病等的发生。如果孩子身体条件较差，容易反复出现上呼吸道感染或者家庭经济条件允许，可以适当接种这些疫苗。

 知识扩展

什么时候该给孩子打什么疫苗

按照我国免疫规划疫苗儿童免疫规划表推荐时间进行。

各省、区、市的儿童疫苗接种规划可能略有不同，家长们可到当地防疫部门或预防保健科进行咨询并带孩子按时按规定进行接种。此外，一些突发流行的传染病也是可以通过接种疫苗进行预防的，需注意密切关注防疫相关部门发布的通知或建议，家长们可据此做好接种前的评估，看自家孩子是否符合接种条件。

 误区解读

接种过疫苗就一定不会得传染病

任何疫苗的保护率都不是100%，也就意味着即使接种过相关疫苗，孩子仍有患传染病的风险。所以在日常生活中，家长仍要具备防范意识，注意卫生，预防传染病的发生。

国家免疫规划疫苗儿童免疫程序表（2021年版）

可预防疾病	疫苗种类	接种途径	剂量	英文缩写	接种年龄														
					出生时	1月	2月	3月	4月	5月	6月	8月	9月	18月	2岁	3岁	4岁	5岁	6岁
乙型病毒性肝炎	乙肝疫苗	肌内注射	10或20μg	HepB	1	2					3								
结核病[1]	卡介苗	皮内注射	0.1ml	BCG	1														
脊髓灰质炎	脊灰灭活疫苗	肌内注射	0.5ml	IPV			1	2											
	脊灰减毒活疫苗	口服	1粒或2滴	bOPV					3								4		
百日咳、白喉、破伤风	百白破疫苗	肌内注射	0.5ml	DTap				1	2	3				4					
	白破疫苗	肌内注射	0.5ml	DT															5
麻疹、风疹、流行性腮腺炎	麻腮风疫苗	皮下注射	0.5ml	MMR								1		2					
流行性乙型脑炎[2]	乙脑减毒活疫苗	皮下注射	0.5ml	JE-L								1			2				
	乙脑灭活疫苗	肌内注射	0.5ml	JE-I								1,2			3		4		
流行性脑脊髓膜炎	A群流脑多糖疫苗	皮下注射	0.5ml	MPSV-A							1		2						
	A群C群流脑多糖疫苗	皮下注射	0.5ml	MPSV-AC												3			4
甲型病毒性肝炎[3]	甲肝减毒活疫苗	皮下注射	0.5或1.0ml	HepA-L										1					
	甲肝灭活疫苗	肌内注射	0.5ml	HepA-I										1	2				

注：1. 主要指结核性脑膜炎、粟粒性肺结核等。

2. 选择乙脑减毒活疫苗接种时，采用两剂次接种程序。选择乙脑灭活疫苗接种时，采用四剂次接种程序；乙脑灭活疫苗第1、2剂间隔7～10天。

3. 选择甲肝减毒活疫苗接种时，采用一剂次接种程序。选择甲肝灭活疫苗接种时，采用两剂次接种程序。

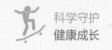

什么是生理性贫血

很多家长听到医生说孩子"贫血",马上就紧张起来,生怕孩子因此落下什么病根,那生理性贫血到底是什么?

 小课堂 ● ● ● ● ● ● ● ● ● ● ● ● ●

1. 什么是生理性贫血

生理性贫血不是一种病,是指出生后 2 ~ 3 个月内的小婴儿普遍发生的一种现象。正常初生儿的血红蛋白很高,可达 190g/L 以上,与他们在子宫内所处相对缺氧的环境有关,出生后血红蛋白降至约 100g/L,红细胞数降至 3.0×10^{12}/L。早产儿生理性贫血出现早而且较重,在出生后 3 ~ 6 周时血红蛋白甚至可下降至 70 ~ 90g/L,这种下降是生理性的,故称为生理性贫血。

2. 为什么会发生生理性贫血

宝宝出生前在妈妈的子宫内,处于一个相对缺氧的环境,这种缺氧状态会让肾脏产生很多刺激红细胞生成的激素——促红细胞生成素(EPO),使得宝宝出生时有很多红细胞、很高的血红蛋白。宝宝出生后自己开始呼吸新鲜空气,血液中的氧含量(血氧饱和度)成倍升高,对肾脏的缺氧刺激也就没有了,EPO 不再合成,红细胞生成暂时性停滞。一直到血红蛋白低于 110g/L 时 EPO 才会重新开始合成并刺激红细胞生成。另一方面,出生前生成的红细胞不适应出生后的高氧环境也会迅速破坏、减少,所以新生儿大多会出现皮肤发黄，医学上叫作"新生儿生理性黄疸"。同时这种红细胞减少的速度比 EPO 重新合成并刺激红细胞生成的速度快，所以就出现了生理性贫血。当然，小婴儿是一生中生长速度最快的阶段，需要的血液量（血容量）迅速增加也会造成红细胞生成的相对不足，这也是生理性贫血发生的原因。

 知识扩展

如何护理生理性贫血患儿

这种贫血是生理性的，无须处理，可自行恢复正常。但有些疾病也很像生理性贫血，所以诊断"生理性贫血"后仍然需要关注孩子的精神状态、吃奶情况，观察宝宝脸色苍白和贫血有没有加重或到了 3 个月还没有恢复。一旦有这些异常情况，家长应及时带孩子就医。

 误区解读

孩子被诊断为生理性贫血时，可要求医生积极输血治疗

错误。生理性贫血是孩子发育过程中的正常生理现象，无须做特殊处理。不需要为生理性贫血的孩子强调针对贫血的营养补充，只要按正常节奏添加辅食就可以了，母乳喂养更重要。

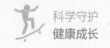
什么是营养性贫血

很多家长经常疑惑地问道："我们喂养得不错呀，也按时添加了辅食，怎么就贫血了呢？"

小课堂 ● ● ● ● ● ● ● ● ● ●

1. 什么是营养性贫血

机体造血和我们平时生活中所见的各种生产一样，同样需要原材料。营养性贫血即是这些造血原材料如铁、叶酸、维生素 B_{12} 等物质相对或绝对地减少，使血红蛋白合成减少或红细胞生成不足。该病多发于6个月至2岁的婴幼儿，其中最为常见的一种类型即缺铁性贫血。

2. 为什么孩子辅食中明明有蔬菜、蛋黄，但还是出现缺铁性贫血

含铁高的食物，不一定补铁效果好，这是因为人体对不同食物种类的铁吸收率不一样。铁的吸收主要有两种形式，即游离铁方式吸收和血红素方式吸收。蔬菜中的铁在胃蛋白酶和游离盐酸的作用下，释放出游离铁，而动物食品中的血红蛋白和肌红蛋白在胃酸和蛋白分解酶的作用下释放血红素，可被小肠黏膜细胞直接吸收。人体对蔬菜、大米等植物中的铁吸收率仅1%左右，但对肉类食品中的铁吸收率可达10%~20%。如果辅食中动物类含铁食物占比太少，甚至没有，会导致孩子出现铁摄入不足。所以，平时喂养上除了应及时添加辅食外，还应注意辅食的构成，做到荤素合理搭配，如间插或混搭猪肝泥、蛋黄及蔬菜水果泥等。

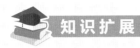 **知识扩展**

出现了营养性贫血，何时就诊

不同于生理性贫血，营养性贫血是需要及时诊治的，所以任何时候当家长发现宝宝面色苍白、食欲减退时，应及时到医院进行贫血筛查，明确贫血的原因，在医生指导下进行食物调整或必要时的药物治疗。

 误区解读

贫血纠正后就可以停用铁剂

有的爸爸妈妈可能会有"是药三分毒"的观念，当看到宝宝贫血纠正后就立马停用铁剂，这可能会导致贫血再次出现。机体内的铁分为游离铁和贮存铁，服用铁剂后贫血纠正主要补充的是游离铁。若此时停用铁剂，贮存铁仍然缺乏，则可能会再次出现贫血，故一般在贫血纠正后需要继续服用铁剂6~8周，以补充体内的贮存铁，但频次可以减少到每周1~2次，以减少铁剂治疗的胃肠道副作用。

什么是蚕豆病

有些孩子在食用蚕豆，特别是新鲜蚕豆后不久便出现严重的红细胞破坏，表现为脸色苍黄，同时尿液呈可乐或是

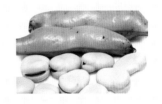

蚕豆

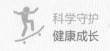

酱油颜色。这种与蚕豆相关的急症被称为蚕豆病。蚕豆在我国不同的地方有不同的叫法，例如：南豆、胡豆、佛豆、罗汉豆、兰花豆、竖豆、大豆等。

 小课堂

1. 蚕豆病发生的原因

该病其实是溶血性贫血的一种，这类患者红细胞缺乏葡萄糖-6-磷酸脱氢酶（$G6PD$），使得红细胞抗氧化能力存在缺陷。但蚕豆引起溶血机制不明，这些病人对于氧化性药物敏感，可导致急性溶血。由于这种酶的缺乏是通过 X 染色体进行遗传的，所以患者以男孩为主。

2. 蚕豆病的流行特征

蚕豆病在我国的分布呈"南高北低"的态势，长江流域以南，尤以广东、海南、云南、贵州、四川等地为高发区，北方各省则较为少见。本病可发生在任何年龄，以 9 岁以前小儿多见，轻者仅有轻度溶血，不伴黄疸和血红蛋白尿，一般几日后会逐渐好转；严重溶血，表现为皮肤、眼白发黄，没有血色，可乐或是酱油样小便，甚至出现抽搐、昏迷、急性肾功能不全（尿量减少或无尿等），如不及时救治有出现生命危险的可能。

 知识扩展

如何防治蚕豆病

蚕豆病的最根本原因是 $G6PD$ 这个基因先天性缺陷，其患者不发生蚕豆病之类的溶血性贫血时和其他正常人没有区别，但一旦发生溶血性贫血后一定要通过化验确定是否存在 *G6PD* 缺陷。一旦确诊 *G6PD* 缺陷就应该进行蚕豆病发作的预防。由于本病绝大多数发病是有诱发因素的，所以避免这些诱发因素可以有效预防蚕豆病发作。该类患者平时除了注意避免进食蚕豆及其制品（如粉丝、豆瓣酱）外，亦须避免使用可能引起溶血的药物。凡具有氧化作用的药物如抗疟疾药（伯氨喹、奎宁）、退热药（氨基比林、非那西丁）、呋喃唑酮、磺胺类等均可诱发 *G6PD* 缺陷者发生急性溶血。新生儿期应用水溶性维生素 K、樟脑丸（萘）等亦可引起溶血。暂无特殊治疗方法，无溶血的情况无须治疗，一旦有溶血发生，无论轻重缓急应立即停止进食可疑食物和使用可疑药物，立即赴医院急诊。

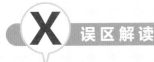

误区解读

蚕豆病患儿食入新鲜蚕豆就会发生溶血，溶血程度与食入量有关

蚕豆病溶血的严重程度与蚕豆的摄入量无关，食用蚕豆也不是一定就会发生溶血。

孩子发热家长该怎么办

发热是宝宝疾病初起阶段最容易出现的症状。一旦发热，爸爸妈妈的心情就会特别焦虑，尤其看见温度计上的温度不断攀升，更是会着急到不行。那么家长该如何正确认识和处理宝宝发热呢？

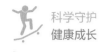

 小课堂 · · · · · · · · · · · · · · · · · · ·

1. 什么是发热

发热是指机体在致热原作用下或各种原因引起体温调节中枢的功能障碍时，体温升高超出正常范围。在正常情况下，人体产热和散热保持动态平衡。由于各种原因导致产热增加或者散热减少，则出现发热。一般当腋温超过37.3℃则定为发热。

2. 如何正确测量小孩腋温

测腋温前要擦干孩子腋窝的汗水，移开腋窝周围冷热物体，将消毒后的体温计顶住腋窝中央部位，测温时间以 5 分钟为宜。正常儿童的腋温在35.9～37.2℃，当腋温超过 37.3 ℃ 时可认为发热。

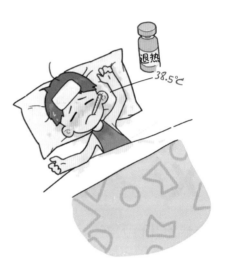

发热

 知识扩展 /////

如何正确为发热患儿降温

儿童体温＜ 38.5℃时以物理降温为主（有高热惊厥病史的儿童除外），新生儿可以"散包降温"，打开包被，松解衣服，同时可多喂温开水，也可用温水洗澡。禁用冰袋冷敷、酒精擦拭。当体温≥ 38.5℃时，须采用对乙酰氨基酚、布洛芬等药物退热，使用时严格按照药品说明书规定的用法、用量和给药间隔，详细咨询专业药师或医师。对于发热的孩子，应每间隔 2～4 小时测量 1 次体温；当孩子吃完退热药或物理降温后，大约 30 分钟时也应测量 1 次体温，以便观察体温变化情况。

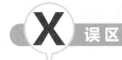 误区解读

新生儿可用冰袋冷敷、酒精擦拭以快速降温

新生儿皮肤薄嫩，血管细，冰袋较硬且温度过低，易引起皮肤冻伤或压伤。酒精可通过新生儿皮肤吸收引发中毒。因此新生儿不宜用冰袋冷敷和酒精擦拭的方法降温。

孩子发热抽搐怎么办

宝宝发热虽然比较常见，但有时候却很吓人，突然全身抽搐，双眼向上翻白，牙咬得紧紧的，口吐白沫，手攥着一直在抖，怎么叫都不答应，这可吓坏了家长。

 小课堂

孩子发生抽搐，家长怎么办

孩子发生抽搐时，首先，家长一定要保持镇定，不要大声呼喊、用力摇晃、使劲拍打孩子；如孩子出现头向后仰、四肢挺直发硬时，不要用力弯曲孩子的四肢。其次，应将孩子保持平卧并将头

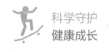
偏向一侧，松开衣领，以保持呼吸道通畅，避免唾液及呕吐物反流入气管内。此外，对于非新生儿期的高热抽搐，可以用冷毛巾湿敷额头或头枕冰袋，使头部温度不会过高；同时用湿毛巾擦浴孩子颈部、腋窝等地方进行物理降温。

 知识扩展

抽搐停止后怎么办

一般来讲，3分钟左右孩子抽搐就会停止，之后多给孩子喂水，以防止出汗过多引起虚脱。经上述处理之后，尽快带孩子到附近的医院进行详细的检查及治疗。有高热惊厥史的小儿再次发热超过38℃就可以考虑药物降温，同时应积极进行物理降温，是否需要药物干预咨询专科医生后决定。

 误区解读

孩子发热时出现抽搐要用力拍打、摇晃孩子，以判断孩子意识是否清楚

当孩子发生抽搐时，切忌用力摇晃、大力拍打孩子，以免因用力过度造成更大的损伤，并且孩子抽搐时往往有四肢僵直表现，强行摇晃、拍打会造成孩子软组织损伤甚至骨折。

什么是急性喉炎

两岁的豆豆咳嗽呈"狗叫样"，之后出现呼吸困难，幸亏就医及时，没有产生严重的后果。急性喉炎是儿童的"致命杀手"，症状和普通感冒相似，家长要警惕。

 小课堂

1. 什么是急性喉炎

急性喉炎为喉部黏膜急性弥漫性炎症，可由急性感染或声带劳损引起。小儿急性喉炎是儿科常见病，常由病毒感染引起，多见于6个月到3岁的婴幼儿，冬春季多发。喉位于口咽部与气管之间，是上下呼吸道的交界，这个部位相对狭窄，且小儿该部位黏膜鲜嫩、血管丰富、黏膜下组织疏松，所以一旦发生感染，黏膜及黏膜下可出现水肿，易造成呼吸道梗阻，引发呼吸困难。

2. 急性喉炎有什么表现

临床以犬吠样咳嗽、声嘶、喉鸣、吸气性呼吸困难为主要表现。一般白天症状轻，夜间症状加重。严重梗阻可出现发绀、烦躁不安、面色苍白、心率加快、胸骨上及锁骨上凹陷。若不及时抢救，可因吸气性呼吸困难而窒息死亡。所以小儿急性喉炎很危险，一旦发现小儿患有急性喉炎，出现呼吸急促、烦躁不安或呼吸困难，应立即去医院就诊。

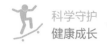
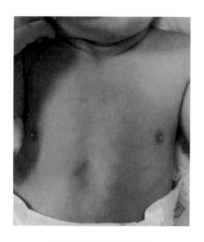

三凹征的临床表现

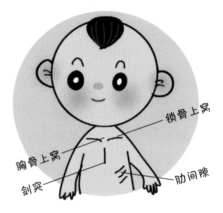

锁骨上窝

胸骨上窝

剑突

肋间隙

三凹征示意图

知识扩展

急性喉炎的治疗

在治疗上，须保持呼吸道通畅，必要时给予吸氧。本病起病急、病情进展快，激素类药物有抗炎和抑制变态反应的作用，能及时减轻喉头水肿，缓解喉梗阻。经上述处理若仍有严重缺氧或 3 度喉梗阻（烦躁不安，口唇及指趾发绀，双眼圆睁，惊恐万状，多汗，肺部呼吸音明显降低，心音低钝，心率快），应及时行气管切开术。

误区解读

小儿急性喉炎一般白天症状重，夜间症状轻

相反。小儿急性喉炎一般白天症状轻，夜间症状加重。

孩子腹泻，家庭护理应注意什么

腹泻俗称拉肚子，爸妈需要首先了解宝宝正常的排便习惯，才能在第一时间判断是不是拉肚子了。

 小课堂

孩子腹泻如何进行家庭护理

对于排便次数多、排水样便患儿，预防脱水尤其重要，家长可自行购买口服补液盐（ORS）给患儿服用。每次水样便后补充一定量的液体，直到腹泻停止。口服补液盐的量须根据年龄确定：< 6 个月，50ml/ 次；6 个月 ~ < 2 岁，100ml/ 次；2 ~ < 10 岁，150ml/ 次；10 岁以上，能喝多少喝多少。如果患儿出现尿少、哭时无泪、口唇干燥时，说明患儿出现脱水，应增加口服补液盐的量，每千克体重 50 ~ 75ml，在 4 小时内服完，4 小时后评估脱水情况。

同时，家长应调整孩子的饮食。家长常常担心宝宝腹泻后出现营养不良，给予宝宝较多高蛋白食物，但实际上腹泻时宝宝胃肠道功能紊乱，消化酶分泌异常，高蛋白饮食会加重胃肠负担，不利于腹泻恢复。母乳喂养的宝宝发生腹泻时可继续母乳喂养，但应酌情少量多次喂养；配方奶喂养的宝宝可以根据医嘱选择低（去）乳糖的配方，除了米粉、米粥外暂缓添加其他辅食，烹调方式以清蒸、水煮为宜，饮食恢复由少到多、由稀到稠，避免食用高纤维食物，以免加快胃肠蠕动，不利于腹泻恢复。家长在日常护理中也应密切

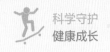
关注宝宝的尿量、大便次数及性状，注意宝宝的体重变化及呼吸情况，注意有无四肢末梢发凉、皮肤花斑等情况，若孩子出现尿量明显减少、四肢末梢发凉等情况，应立即到医院就诊。

 知识扩展

如何护理腹泻宝宝的臀部

腹泻时宝宝便次增多会导致肛周皮肤黏膜受损，家长应注意宝宝的臀部护理，便后可用温水清洗臀部，用吸水性好的柔软纸巾轻轻擦拭，及时更换透气性好的尿布，同时可涂抹油脂类的药膏，预防红臀。

 误区解读

腹泻宝宝应多补充营养

高蛋白食物会增加腹泻宝宝的胃肠负担，绿叶青菜属于高纤维食物，会加快宝宝的胃肠蠕动，二者均不利于腹泻恢复，腹泻宝宝辅食应以米粉、米粥为主，烹调尽量清淡。

孩子经常说肚子疼怎么办

腹痛只是一种症状，病因复杂，全身性疾病、胃肠道器质性疾病或功能性改变均可引起腹痛，由于小儿诉说腹痛部位、性质不太清楚，家长须密切关注病情发展，以便尽早确定腹痛的原因，从而采取正确的治疗策略。

 小课堂

小儿急性腹痛的常见原因有哪些

肠痉挛又称肠绞痛，为小儿急性腹痛最常见的原因之一，多见于 3 个月以内易激动、兴奋、烦躁不安的婴儿，是由于宝宝肠壁平滑肌阵发性强烈收缩引起的疼痛，往往发生于夜间，在晚上 6 点到半夜发作最厉害。

肠套叠、嵌顿性疝及肠道感染也是引起宝宝腹痛的常见原因，家长在日常生活中若发现宝宝肚子疼，除了关注腹痛以外还须注意宝宝有无其他异常表现，如大便颜色及性状是否改变，皮肤颜色是否改变，是否有呕吐，宝宝的饮食是否受到影响等，当出现上述异常时，应及时到医院就诊。

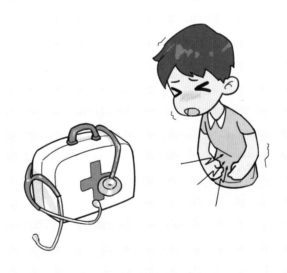

腹痛

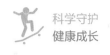
 知识扩展

1. 宝宝肠绞痛时家长怎么办

宝宝肠绞痛时非常难受，可能会出现大声哭闹、面色潮红、翻滚、交替蹬腿、腹部紧张的表现，家长若发现宝宝有上述表现，可使宝宝卧床休息，一般建议给予非镇痛的安抚方法，比如在安静的环境中有节律（每秒轻拍 1 ~ 3 次）地摇动腹部，有可能使患儿安静下来。若症状持续不缓解，应立即到医院检查，不可耽搁诊治时间。

2. 宝宝肚子疼，腹部超声检查提示肠系膜多发淋巴结肿大是怎么回事

宝宝处于生长发育期，机体发育尚不完善，淋巴结作为免疫系统的重要卫士也会被攻击。各种细菌、病毒等可能通过肠黏膜引起肠系膜淋巴结肿大，这就是常说的肠系膜淋巴结炎。宝宝会表现出发热、腹痛、恶心等症状，腹痛位置不固定，以右下腹多见。出现肠系膜淋巴结炎，家长不用过分紧张，该病预后较好，但如果患儿腹痛较为明显，须抓紧时间就诊。

 误区解读

当发现宝宝肚子疼时应喂镇痛药

错误。宝宝肚子疼的常见原因是肠痉挛，家长可用手轻轻按摩宝宝腹部，若宝宝症状持续不缓解或加重应带宝宝去医院，不可自行喂给宝宝镇痛药，以免掩盖病情，延误诊治。

孩子心肌酶高，是不是得了心肌炎

宝宝在出现发热、乏力、胸闷、心悸、呕吐、腹泻等症状时，医生往往会给宝宝查心肌酶谱，如果心肌酶高，家长就有些担心，不知道宝宝的病情是否严重，往往会咨询医生，那么宝宝的心肌酶高有什么临床意义呢？

 小课堂

孩子心肌酶高，是不是得了心肌炎

心肌炎患儿可出现心肌酶的升高，但不能单凭心肌酶升高而诊断心肌炎。心肌炎多由某些特殊病原体引起，由感染病毒引起的病毒性心肌炎最为常见，也可能由自身免疫、药物过敏及中毒等引起。小儿心肌炎并不是常见疾病，其诊断需综合考虑多项指标，包括心电图检查出现心律失常、心脏超声检查显示心功能不全、心肌酶和心肌损伤指标升高等，不能仅凭心肌酶升高这一项指标诊断心肌炎。

 知识扩展

心肌炎的症状有哪些

心肌炎早期症状往往不典型，一般有感冒前驱症状，如发热、流涕、肌肉酸痛等，早期易被认为是感冒，但如果孩子随后出现呕吐、腹痛、精神差则需要特别注意。暴发性心肌炎进展很快，往往

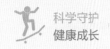

在前驱症状之后不久出现嗜睡、心率快、面色苍白、肢端发凉或者皮肤花斑，甚至抽搐、昏迷，家长需要高度重视这些症状，若出现上述表现提示宝宝可能存在心功能不全的情况，须立即就医。

 误区解读

儿童心肌炎无法治愈

如果全面的检查表明孩子确实患上了心肌炎，那么家长应定期复查，了解孩子病情的轻重程度。多数患儿预后良好，经数周、数月甚至迁延数年逐渐痊愈；有的患儿病程迁延，遗留不同程度左室功能障碍，其中部分仅有超声心动图或心电图改变，并无临床症状。因此，家长不必为之过分恐惧或担忧。

患有先心病的孩子什么时候手术合适

儿童天性喜欢蹦蹦跳跳，到处乱跑，高兴了还会大声欢笑。许多人会误认为先天性心血管病（简称先心病）儿童不能跑、不能跳、不能大声笑，其实大多数先心病患儿和正常孩子没有太大差异，大多能参与正常的运动。当出现口唇四肢末梢青紫、心脏杂音、生长发育迟缓、容易感染等情况时建议行超声心动图检查，进而明确是否有先天性心脏病。

小课堂

1. 小儿先心病有哪些分类

小儿先心病根据血流动力学及临床特征可分为三类。

（1）左向右分流型：此类疾病主要包括室间隔缺损、房间隔缺损、动脉导管未闭等。血液通过缺损或异常通道从左心流向右心，造成肺内血流量异常增加，故宝宝易反复发生肺部感染，同时左向右分流导致体循环血量低于正常，孩子体格发育多受影响。

（2）右向左分流型：这类疾病通常是复杂心脏畸形，包括法洛四联症、大动脉转位等，血液通过缺损或异常通道从右心流向左心，动脉血氧含量下降，出现青紫症状。

（3）无分流型：左右心腔之间无异常通道，通常为心脏血流道路不畅或瓣膜反流，如肺动脉瓣狭窄，主动脉瓣狭窄，二尖瓣反流、三尖瓣反流等，血流的异常导致对应心腔容量或者压力负担改变。

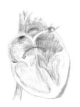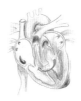

先心病示意图

2. 先心病什么时候手术合适

确定手术时机时需综合考虑先心病的类型、患儿年龄及其严重程度，以及孩子是否存在相应症状。

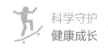
科学守护
健康成长

（1）左向右分流型：常见的房间隔缺损、室间隔缺损等左向右小分流可能自然闭合，如果孩子生长发育不受影响，平时无明显症状，可以定期复查超声心动图；如果孩子出现反复肺炎、身材矮小、体重增长不理想、气促、多汗等症状，应尽早手术。

（2）右向左分流型：此类先心病应根据超声心动图明确疾病类型后早期处理。

（3）无分流型：如肺动脉瓣狭窄、主动脉瓣反流等，根据心脏病的程度决定手术方式和手术时机。

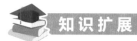 知识扩展

法洛四联症患儿表现

法洛四联症是一种常见的先天性心脏病，其基本病理为室间隔缺损、肺动脉狭窄、主动脉骑跨和右心室肥厚。孩子常表现为口唇、指甲呈青紫色，身材矮小，可在活动后出现呼吸困难、口唇青紫加重等，孩子行走一段路后可能就会蹲下以改善缺氧症状。

 误区解读

确诊先心病的孩子若无症状则无需随诊

先心病的种类很多，症状和畸形的复杂程度及严重程度有关，部分复杂而严重的畸形，如法洛四联症、大动脉转位、肺动脉闭锁，在出生不久即可出现明显的症状。部分较为简单的畸形如房间隔缺损，在出生后及婴儿期大多无症状，但随着年龄增大，患儿可

出现发育迟缓、易感疲乏、活动耐力下降，故孩子一旦确诊先心病应随诊观察，必要时治疗。

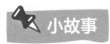 小故事　世界第一例先天性心脏病手术

1944 年 11 月 29 日，美国儿科科学家海伦·陶希格与心脏外科专家布拉洛克在约翰·霍普金斯医院成功进行了世界第一例先天性心脏病，即所谓"蓝婴综合征"（动脉导管未闭）的外科手术，在蓝婴身上实施了主动脉和肺动脉的分流。当手术结束后，婴儿嘴唇的颜色由深蓝色转变为粉红色，这种手术方式后来以布拉洛克和陶希格的名字命名为 B-T 分流术，这一开创性的手术，成为医学界主流认可的心外科手术的正式开端。在第一例"蓝婴综合征"手术成功后，布拉洛克又为 1 000 多名符合条件的婴儿做了这项手术，让很多先天性心脏病患儿的生存质量得到了改善。

孩子经常说腿疼怎么办

腿疼是一种症状，可由许多原因导致，家长应关注孩子的以下情况，以便就医时向医生提供有效信息：孩子是否有过外伤史？疼痛部位皮肤有无发红、肿胀、发热？活动后疼痛是否加重？

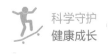

 小课堂 ··············

什么是生长痛

　　生长痛是引起小儿腿疼最常见的原因之一，表现为反复、发作性、间歇性下肢疼痛，多发生于膝关节周围，午后或晚上多见，持续几分钟或一个小时，局部没有红肿热，没有压痛，经过按摩或热敷后症状消失，不经任何处理也能自行缓解，间歇期孩子没有任何症状，活动如常。生长痛可持续数月或几年，随着孩子生长发育成熟，生长痛的症状会逐渐缓解和消失。

 知 识 扩 展 ////

其他引起孩子腿疼的原因有哪些

　　若孩子主要表现为关节痛，应考虑到免疫相关疾病，如幼年型特发性关节炎是儿童时期最常见的自身免疫性疾病，关节痛的同时通常伴有发热、皮疹；若为感染相关疾病如急性化脓性关节炎，孩子通常伴有发热、纳差、精神萎靡等全身症状，关节部位皮温高，拒触拒按，轻微关节活动即可感到剧烈疼痛。当孩子主要表现为骨痛时，须及时就医，以排除恶性疾病的可能性，如白血病、多发性骨髓瘤等。

 误区解读

生长痛是一种病，要让孩子多休息少活动

　　生长痛是一种生理性的疼痛，而不是一种疾病，如果疼得厉害可以按摩或局部热敷，让肌肉放松；白天注意孩子的活动量，不要长时间剧烈活动；同时补充鱼肝油、维生素 D，平时补充牛奶、鸡蛋等有利于孩子生长发育的食物。

特应性皮炎是什么，
应该怎么治疗和护理

目前全国特应性皮炎患儿每年都在增加，其病因尚不明确，可能与遗传、免疫、环境因素、皮肤屏障功能异常有关。

 小课堂

什么是特应性皮炎，临床表现有哪些

特应性皮炎又称遗传过敏性皮炎、异位性皮炎。不同于湿疹，特应性皮炎的孩子通常还伴有哮喘、过敏性鼻炎。临床表现多样，在不同年龄阶段可有不同的临床表现，通常可分为婴儿期（0～2岁）、儿童期（3～12岁）、青少年与成人期（13～60岁）及老年期（＞60岁）。婴儿期特应性皮炎多在满月后发生，宝宝首先在面颊部出现红斑、丘疹、丘疱疹，密集成片，皮损呈多形性，境界不清，搔抓、摩擦后很快形成糜烂、渗出和结痂，瘙痒剧烈，常引起宝宝哭闹、睡眠不安。儿童期皮损多由头面部向四肢屈侧转移，皮损以丘疹和增厚的苔藓化为主，渗出减少，若瘙痒仍然剧烈，可能形成"瘙痒 - 搔抓 - 瘙痒"的恶性循环。

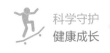
 知识扩展 /////

如何治疗和护理特应性皮炎宝宝

通过上面的介绍，家长应该了解到特应性皮炎为一种慢性、复发性皮肤病，并不能根治，治疗目的以恢复宝宝皮肤屏障功能、缓解或消除症状、寻找并消除诱发或加重因素、减少和预防复发为主。局部涂抹糖皮质激素为治疗特应性皮炎的首选方法，具体用药应在医生的指导下根据皮损的程度选择；宝宝瘙痒明显时可加用止痒剂，渗出较多时可用 3% 硼酸溶液或氧化锌油湿敷。

在日常家庭护理中，家长应注意保持适宜的环境温度、湿度，保持生活环境的清洁，减少花粉、尘螨、灰尘等可能的诱发因素；宝宝衣物以棉质、宽松为宜，避免摩擦；避免过度清洁宝宝皮肤，洗浴后应涂抹润肤剂，保持皮肤滋润，恢复皮肤屏障功能。值得注意的是，特应性皮炎的孩子通常还伴有哮喘、过敏性鼻炎、荨麻疹等，家长在日常生活中应关注宝宝是否伴有上述表现，如出现应及时就医。

 误区解读

用药就能根治特应性皮炎

特应性皮炎为一种慢性、复发性皮肤病，临床表现多样，不同年龄阶段表现不同，并不能根治，在日常护理中应注意皮肤保湿，恢复皮肤屏障功能，尽量防止抓破皮肤引起感染。

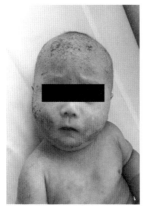 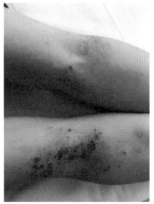

婴儿期特应性皮炎表现　　儿童期特应性皮炎表现

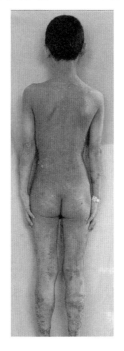

青春期特应性皮炎表现

答案：1. B；2. B；3. √

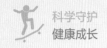

科学守护
健康成长

健康知识小擂台

单选题：

1. 麻疹早期的特征性表现是（　　）

    A. 发热   B. 麻疹黏膜斑

    C. 皮疹   D. 怕光

2. 以下关于手足口病处理措施**错误**的是（　　）

    A. 对孩子的衣物、玩具等生活用品进行全面消毒

    B. 孩子面色苍白、四肢发凉、状态差，立即加强保暖并 24 小时密切观察

    C. 餐食主要安排流食或半流食，避免辛辣油腻的食物

    D. 在溃疡处涂抹金霉素甘油，补充维生素 B、维生素 C

判断题：

3. 新生儿出生 24 小时内必须接种的疫苗有乙肝疫苗和卡介苗。（　　）

常见疾病与
症状自测题

（答案见上页）

238

青春期
性健康

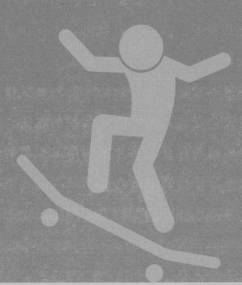

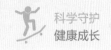

青春期是个体从童年向成年过渡的时期，在这一时期身高增长明显加快，同时生殖系统发育加速，表现为男女性征、体格特征区别逐渐明显，生殖系统发育的骤然加快，是生殖能力建立的时期。处于青春期的青少年对自身性器官发育及与同伴之间的差别高度敏感；对性发育过程中的身体变化会感到困惑不解，担心自己的生殖器官发育不正常；有的为缓解性冲动而产生自慰，并由于对这一行为缺乏正确认识而痛苦，追悔自责。当今青少年性成熟早，初次性行为低龄化，增加了少女怀孕的概率。

本章将围绕青少年青春期面临的上述问题，介绍青春期性发育与性卫生的基本常识、行为及防病的基本技能。

包皮过长是怎么发生的，需要手术治疗吗

东东是个 12 岁的农村儿童，爸爸常年在外打工。近一段时间他感觉排尿不那么痛快了，有时还有些困难，但不好意思跟妈妈说。最近几天这种情况变得厉害了，还出现了尿痛的情况，于是他不得不告诉妈妈。妈妈带他到医院检查后被诊断为包皮炎伴尿道炎，经过几天输液炎症控制住了。复诊时医生告诫，这次炎症是因为包皮过长又不注意卫生惹的祸。包皮过长会引起尿道炎？东东感到不解。

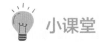 小课堂

1. 包皮过长有哪些表现

（1）包皮与包皮过长：①阴茎皮肤在阴茎处皱褶成双层称为包皮。②男孩在 7 岁以前，包皮较长，能完全包住阴茎头及尿道外口。青春期发育后（12 岁左右），阴茎体积增大并加长，包皮向后退缩。发育成熟后，龟头露出，如果龟头全部或大部分仍然被包皮包裹，就可判定为包皮过长。成年男性中约 30% 有包皮过长，快速生长发育阶段的青少年（11～17 岁），是包皮过长的好发人群。③用手能上翻包皮或阴茎勃起后能露出龟头，是假性包皮过长；上翻包皮或阴茎勃起后龟头仍不能露出，就是真性包皮过长。

（2）包茎：当包皮过长、包皮口过小、包皮不能上翻或阴茎勃起时仍不能露出龟头和尿道外口的，称为包茎。

（3）包皮嵌顿：因包皮口较小，勉强将包皮上翻后如果不及时复位，过紧的包皮口会成为狭窄的环紧箍在冠状沟上，不能翻下，称为包皮嵌顿。嵌顿以下部位血液循环和淋巴回流受阻，阴茎头部红肿，包皮水肿，局部剧烈疼痛，嵌顿时间愈长，肿胀愈严重，如不及时处理，包皮和阴茎头会出现糜烂或坏死。

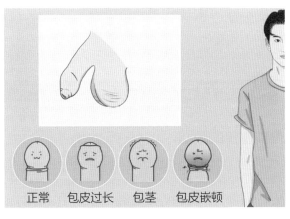

正常　包皮过长　包茎　包皮嵌顿

正常包皮、包皮过长、包茎、包皮嵌顿

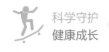
2. 包皮过长对青春期男孩的危害

（1）影响阴茎发育：由于阴茎头被包皮紧紧包住，得不到外界的应有刺激，阴茎发育受到束缚，致使发育成熟后阴茎头冠部直径小。

（2）形成包皮垢：包皮过长或包茎时在包皮腔内由沉积的尿碱、包皮表面脱落细胞和皮脂腺分泌物、细菌等致病微生物共同形成污秽的包皮垢。包皮垢容易刺激阴茎、包皮、龟头发生包皮炎、龟头炎和尿道炎，长期刺激还会诱发阴茎癌。

（3）损害肾功能：包皮内炎症和病菌从尿道口上行可引起前列腺炎及尿道感染，长期反复感染或尿道畸形者可影响肾脏，损害肾脏功能。

3. 包皮过长的原因

（1）遗传因素：包皮过长是一种生殖器畸形，多与遗传有关，主要原因是先天性生理性发育异常，如：包皮口先天狭小，包皮缺乏弹性，先天性龟头与包皮粘连等。

（2）后天因素：包皮过长也与后天的生长发育、阴茎外伤、包皮炎症等密切相关。

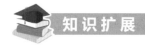 知识扩展

包皮过长的预防

（1）保持包皮卫生尤为重要：对于青春期无炎症的包皮过长，只要经常将包皮上翻清洗，保持局部清洁，就不会引起健康问题。随着青春期性发育成熟，部分包皮过长可逐渐退缩。

（2）包皮环切术：包皮环切手术是包皮过长的根治性手术，可彻底去除束缚阴茎生长的原因，根本预防包皮过长引起的炎症、包茎和包皮嵌顿等临床问题。手术越早越好。

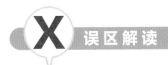

包皮过长影响身材

青春期是男童身高增速和增幅最大的关键窗口期，因此相当一部分家长会担忧此期的健康问题影响孩子的最终身高。

包皮过长只是外生殖器（阴茎）外部结构的异常，并不影响性激素的分泌，因此包皮过长并不会影响男孩身高的增长。但如果不注意包皮的清洁，包皮褶皱中容易积存尿碱、皮脂腺分泌物和细菌等致病微生物，可污染局部，引起外生殖器感染，形成炎症。因此，青春期男孩要养成每天睡前清洗外阴的健康习惯。

小故事　**犹太人的割礼**

割礼习俗起源于犹太教，有 2 000 多年的历史。犹太男婴在出生后第八天要行割礼，割掉阴茎上全部或部分阴茎包皮，即现代的"包皮环切术"。

割礼有利于降低阴茎癌发生。割礼不仅局限于犹太人，而是盛行在世界很多民族和地区中，如穆斯林、澳洲土著人和非洲的 30 多个国家等，通常在 4～10 岁或青春期进行割礼。

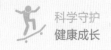

首次遗精是男孩生长发育的里程碑

男孩到 14～15 岁时多数已经发生过遗精了。因多数男孩是在睡梦中阴茎就突然排出黏糊糊的液体，早上醒来一看内裤或被褥潮湿一片。这种在睡梦中发生的遗精称之为"梦遗"。遗精是青春期男孩发育的一个重要标志。男孩出现遗精不是什么羞耻的事，而是一件值得高兴、骄傲的事情。但很多男孩会被遗精所困扰，表现出情绪上的不稳定，紧张、羞涩和恐惧等，有的还会感到焦虑不安。

 小课堂

遗精与首次遗精

遗精是指非性交状态下精液自体内排出体外的过程。因为遗精常在晚上睡眠中发生，所以也叫作梦遗。遗精是男性青春期发育后的正常生理现象。

男孩的第一次遗精叫作首次遗精，标志男性生殖器官趋于成熟。我国男性的首次遗精年龄在 12～17 岁，首次遗精年龄受经济、文化、社会环境等诸多因素综合的影响，个体差异较大。

 知识扩展

1. 遗精间隔时间有标准吗

两次遗精之间的间隔时间个体差异很大。即使同一个人，在不同时期或不同条件下，间隔时间也长短不一，所以很难确定遗精间隔的正常范围。通常，每月遗精两三次或短至三五天遗精一次都是正常的，甚至在短期内，一两天遗精一次也不应认为是异常。只要不过于频繁，最重要的是对身体和精神状态没有造成明显的不良影响，如疲劳、倦怠、没有精神、影响学习和生活等，都应该算是正常。

2. 遗精过度频繁

如果遗精过于频繁，两三天一次，或一夜几次，甚至在白天清醒状态下发生遗精，明显地影响生活和学习，就应该积极查找原因。

 误区解读

遗精是不正常的

受"一滴精十滴血"的传统观念影响，很多人认为男性不应该遗精，遗精伤身体。担心遗精会引起各种疾病与不适。

其实这种担心是多余的。生理性遗精是性能量排泄的一种途径，也就是中医所说的"精满自溢"。每月 1 ~ 5 次遗精都是正常的，遗精后不会有明显的不适感觉。

为什么说"手淫"不可耻

东东是个 14 岁男孩，成绩优秀，活泼开朗。但最近，他在班里有些沉闷，回到家，也不像以前晚饭后能跟妈妈聊聊天，而是放下碗就回自己房间不再出来。注意到儿子的变化，

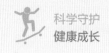
妈妈向班主任了解东东在校情况，联想起几次给东东换床单时发现上面的痕迹，意识到孩子发育了，该给他补补课了。于是在周末全家去水上活动中心游玩，爸爸与儿子独处时，边观察儿子身体的变化，边聊起两个男子汉间的话题。

在轻松氛围下，东东向爸爸敞开心扉：刚发现遗精时有些惊恐，也有点小自豪。但随后几次晚饭后出现的欲望特别是按捺不住的冲动，令东东特别压抑。在尝试用手淫方式宣泄和缓解后感到浑身放松。但随着手淫次数增多，一种越来越强烈的"耻辱感"又令东东不安，担心自己变坏了。东东的心结该如何解开呢？

 小课堂

1. "手淫"不代表"淫"

自慰（又称手淫）是指性发育成熟的男女靠自己的能力（如：用手或其他器具摩擦自己的性器官）借以宣泄性能量、获得性快感和慰藉的一种性行为方式，适度的自慰可以解除性冲动及紧张引起的不安、躁动。

2. 自慰是正常的生理现象

自慰在青春期少男中相当普遍。男孩子到了青春期后期，由于体内的生理变化和激素增加，性腺组织器官逐渐成熟，就会无数次产生性欲望、萌发性冲动，在欲望与冲动下自然会选择宣泄欲望、解决冲动，由此也就有了自慰。有性冲动和性欲望是人类正常的生理现象，自慰就是一种合理的、安全的释放性欲的方式，同时也能避免一部分因为涉及"性"而引起的道德问题和社会问题。因此，自慰是一种正常的生理现象，既是青春期性成熟的表现，又可以解除因性紧张而引起的不安、躁动，对缓解性紧张有积极意义。

因此，对自慰行为不必大惊小怪，更不必惊慌失措。自慰是个人的隐私行为，对他人和社会不构成威胁，也谈不上"不道德"。

3. 少男缘何为"手淫"所困扰

"手淫"始终都是困扰青少年的一个常见问题。一方面"手淫"行为在青少年中比较常见，但长期以来又有着"手淫"有害、"手淫"是不道德的、"手淫"是可耻的等说法。"手淫"一词不利于青春期青少年的性健康教育和健康性行为的养成，建议使用"自慰"。

自慰通常是男性初次射精的原因，约有 3/4 的青少年有过自慰的经历，只是频率和程度不同而已。在青春期，国内外许多男孩、女孩开始通过自慰体验性快感。针对自慰这个在青少年中比较普遍的行为，我国著名泌尿学者吴阶平院士给予的回答是："不以好奇去开始，不以发生而烦恼，已形成习惯要有克服的决心，克服以后就不再担心，这样便不会有任何不良后果。"生理性自慰如掌握得好，适时有度，既能释放本能的性欲又可避免青少年性器官过度充血引起的前列腺炎、盆腔炎、遗精等疾病；而病理性自慰即"手淫过度"，沉溺恶习，久不自遏，逐渐难以控制自己而使这种行为成为癖好。病理性自慰可导致身心健康受损，久而久之形成恶性循环，诱发前列腺炎、盆腔淤血综合征，严重者影响学习、工作，婚后对正常的性生活缺乏应有的兴趣等。

4. 自慰是一种合理和安全的性行为方式

随着社会发展，当今青少年性发育成熟期已大大提前，但同期婚育年龄越来越延迟，从青春期开始到婚姻生活之间是一个漫长的过程，在这段时间里，任何一个正常人都会无数次产生性欲望、萌

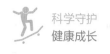

发性冲动，自慰就是一种合理的、安全的释放性欲的方式。

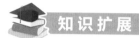

知识扩展

如何避免过度的自慰

（1）注意隐私和清洁：要注意选择合适的自慰时间、地点、防范措施，以避免被意外打扰增加男性日后发生勃起功能障碍的风险。自慰前做好个人卫生，如清洁双手等。

（2）分散精力，避免过度自慰：通过丰富多彩的文化体育活动来淡化过强的自慰欲望，多参加群体活动，尽量避免夜晚单独与异性相处。

（3）调整生活行为习惯：以下生活行为习惯均有利于减少自慰次数。①睡觉时侧卧，不要俯卧，被褥不要盖得过重过暖；②内裤不要穿得太紧；③早睡早起，作息规律；④餐食避免过饱，不饮酒，少饮咖啡等兴奋性饮料；⑤少看容易引起性欲望和性冲动的文字和影像作品；⑥平时注意性器官的清洁卫生。

 误区解读

自慰可耻

自慰不是可耻的行为，是生理上缓解性冲动的一种正常的反应。青春期在荷尔蒙的作用下，男女生的性欲望和冲动逐渐强烈，自然会通过自慰的方式给自己解压，但要做到不过度。

孩子进入青春期后，家长要给予孩子更多关注，一方面给孩子分散一些精力，另一方面从饮食方面进行调整，避免让自慰成为一种习惯。

月经初潮是女孩生长发育的里程碑

目前，我国发育良好的女孩子，到十一二岁时，绝大多数都经历了第一次的月经来潮。月经是每个女性的正常生理现象，月经初潮标志着女性开始进入性生理发育过程的第一关。但是多数女孩子在第一次看到内裤上有血时会很慌张、害羞、不知道如何应对。这个时候，就需要母亲主动关心女儿月经情况，并担负起为女儿排忧解难的责任，如：提前准备好月经用品，适时介绍经期卫生知识，关爱女儿的情绪波动，帮助她克服恐惧、害羞心理，并给予富有营养的饮食，指导她如何做好个人卫生，陪伴女儿愉快顺利地渡过初潮这一关。

 小课堂

1. 初潮与月经

（1）月经：是指女性每月一次的有规律的阴道流血。当女性进入青春期后，卵巢逐渐成熟，并开始分泌性激素，子宫内膜随之发生变化而产生月经。

（2）初潮：是指女性第一次的月经来潮，通常在胸部开始发育后两年出现。初潮是青春期到来的重要标志，提示卵巢的功能逐渐发育成熟，具备了排卵以及合成分泌雌激素、孕激素的功能。初潮的年龄

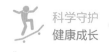
通常在 11～16 岁，受遗传、发育、营养状况等多因素的影响。

（3）月经周期：从本次月经来潮第一天为周期的开始，到下一次来潮第一天为止，之间的日数为月经周期。周期的长短因人而异，为 21～36 天不等，平均 28 天。月经来潮的持续时间一般为 3～7 天，平均 5 天。月经量的多少很难精确估计。一般一次月经的出血量约为 50 毫升。月经的第 2～3 天时，内膜剥脱最多，所以出血量也最多。随着子宫内膜的修复，经血逐渐减少，待子宫内膜基本修复，出血停止。

2.　为什么月经不规则

许多女孩在月经初潮后半年到一年时间内月经周期不规则，这是因为此时卵巢尚未完全发育成熟。当生活环境和情绪变动时也容易出现月经失调的现象，如月经量过多或过少、月经周期提前或推后、痛经和功能失调性子宫出血等。

3.　为什么要注意经期卫生

月经期由于子宫内膜脱落，血管破裂未愈，子宫表面形成创面，加上子宫颈口微张，阴道酸性分泌物被经血冲淡，此时容易感染各种致病菌。所以女孩在月经期要注意经期卫生。

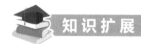 知识扩展

经期要注意的事项

（1）保持外阴部卫生：月经期子宫颈口较松，阴道内滞留有少量经血，若不注意卫生，细菌就容易从阴道口通过阴道、子宫颈而向上进入宫腔、输卵管，引起上行性感染。

所以在月经期必须保持外阴部卫生。为此，要做到：①洗外阴部。可用干净的毛巾蘸温水擦拭外阴部或淋浴，但禁止坐浴或盆浴，以免脏水进入阴道。②勤换内裤、卫生巾或卫生棉条。③洗涤外阴部的盆、毛巾与平时洗脚的盆、毛巾分开，不能共用。④禁止阴道冲洗、阴道检查和性行为。

（2）注意保暖，防止冷湿：在月经期，身体抵抗力下降，冷湿刺激会使子宫和盆腔收缩，容易引起经血减少、痛经或其他妇科病。因此，尽量不要游泳、用冷水洗澡洗脚，避免下河涉水、淋雨等。

（3）合理安排生活：选择富有营养的食物，尽量少吃生冷辛辣刺激性食物。多饮热水，保持大便通畅，减少盆腔充血。注意劳逸结合，保持充足睡眠，不要过于劳累，防止重体力劳动和剧烈体育锻炼。

（4）保持愉快情绪：一些少女在月经期有不适感、痛经、易疲劳、爱睡觉、情绪不稳定、容易烦躁等。因此，月经来潮时不要为生活琐事自寻烦恼，避免过度悲伤、恼怒和大的情绪波动，保持精神愉快，以免给身心健康带来不利影响。否则，会使中枢神经系统对月经的调节失调，引起月经失调和闭经。

（5）学习记录月经周期：推荐母亲或女性长辈帮助少女自月经初潮开始，记录每次月经来潮的日期和天数，以便掌握月经的规律，更好地预防月经紊乱等病症。

 误区解读

月经期要少活动

在月经期间参加轻松的体育活动也是必要的，因为它能调节中

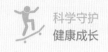

枢系统功能，转移注意力；还能促进盆腔血液循环，避免子宫充血，从而有利于减轻不适反应，并增进健康。

痛经是病吗，如何缓解痛经

芳芳来月经已经两年多了，近期每次来潮前两天都下腹坠胀疼痛，疼得轻时还能忍受，但有几次疼得很厉害，甚至还恶心呕吐，只好请假在家休息。从此，芳芳患上了月经恐惧症，每月"例假"都成为她的心理负担。

作为母亲该如何帮助女儿缓解对月经痛的恐惧呢？

 小课堂

痛经是病吗

月经期前后及行经期间发生腹疼和其他不适，以致影响生活工作称为痛经。在此期间仅有下腹部轻微胀痛、腰酸、乳房发胀、情绪不稳、易疲劳等，属于生理现象，不需要特殊处理。痛经可分为原发性和继发性两种。原发性痛经也称功能性痛经，无明显的器质性疾病，一般认为是子宫过度收缩引起的。原发性痛经多见于未婚和未生育过的女性，多发生在月经初潮后不久，有可能在生育以后逐渐减轻或消失。

 知识扩展

1. 原发性痛经

原发性痛经与心理和精神因素有关。如，有些女孩子对月经怀有本能的恐惧和焦虑，认为"来月经很疼痛"，有沉重的精神负担，从而加重了痛觉的敏感性。当经血伴随子宫内膜大块排出时，造成经血暂时的排流不畅，也会引起痛经，但排出后疼痛即可消失。另外，在月经期间进行可引起腹压增加的剧烈运动、淋雨受寒、接触冷水、食用过多的冷饮等，也会引起子宫剧烈收缩，造成经血排出不畅，引发痛经。青春期痛经主要是原发性痛经。

2. 继发性痛经

继发性痛经是指由于生殖器官器质性病变引起的痛经。最常见的原因有子宫内膜异位症、子宫肌瘤，以及由于子宫颈或阴道的某部分梗阻，妨碍经血排出。多见于已婚女性，青春期少女较少见。

3. 应对痛经的方法

对痛经患者，应明确病因采取相应措施。①原发性痛经患者可采用镇痛、镇静为主的对症处理；注意体育锻炼，增强体质；生活规律，劳逸结合，充足睡眠；精神愉快可消除对月经的恐惧和各种不必要的思想负担；良好的经期卫生有利于缓解痛经。②继发性痛经患者应针对病因积极治疗。

误区解读

痛经时要静养，不能运动

月经期是可以运动的，但是要挑选合适的运动方式。适量运动除了可以放松心情，还可以促进血液循环、放松肌肉，提高疼痛耐受力和愉悦感，甚至能对痛经起到一定缓解作用。经期运动要选择自己感觉舒适的活动，并降低运动强度、减少运动时间。

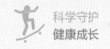
如何保护乳房健康发育

　　小溪是一个性格腼腆的 13 岁女孩。11 岁起她的乳房开始发育，近半年乳房增大的速度特别快，日益隆起的胸部已经远远高于同班的其他女生。每当体育课上跑步或跳跃活动时，小溪就会因自己的胸部上下摇摆而害羞。于是，小溪每次上体育课前都会穿上偏小的胸罩，尽管时常感到憋气，但能保证胸部不再摇晃了。直到在一次体育课上跑 800 米，刚跑完一半小溪就晕倒了，她被送到校医务室，校医检查后发现是因为胸罩太紧导致的呼吸不畅，解开并休息后就好了。通过这次的经历，小溪学会选择适宜尺寸胸罩的方法，以后再没有出现昏倒的情况。

 小课堂 ·······················

1. 乳房开始发育时间

　　乳房是女性的哺乳器官，女性在进入青春期后期乳房开始发育，早至 8 岁，晚到 13～14 岁，个体差异很大。

2. 乳房发育过程与特点

　　（1）青春期前（9 岁前）乳头微微隆起。

　　（2）青春期开始发育时（9～11 岁），乳房和乳头隆起呈"小丘"形，乳晕稍微变大。

　　（3）随后，整个乳房、乳晕、乳头成比例同步增大，乳晕和乳头的色泽加深，整个乳腺管（分娩后排泄和储存乳汁）和其周围组织一起生长发育，大量的纤维组织和皮下脂肪充填乳房，使乳房增大。至 15 岁以后，乳房逐渐发育成熟。

（4）未婚女性乳房外形丰满挺立，紧张而富有弹性。形态大小因人而异，同一个人的两侧乳房也可以不完全相同。

3. 调控乳房发育的"司令部"

乳房发育受中枢神经系统控制，是一个系统复杂的过程。简单归纳为：脑垂体分泌的促性腺激素通过血运下行作用于卵巢，使卵巢分泌雌激素；雌激素再由血运上行至大脑作用于下丘脑，因此，正是通过下丘脑 - 垂体 - 卵巢轴的一系列反馈调节，促使乳房的正常发育。

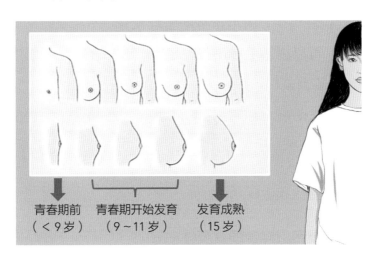

青春期前　　青春期开始发育　　发育成熟
（＜9岁）　　（9~11岁）　　　（15岁）

青春期乳房发育过程

4. 影响乳房发育个体间差异的因素

每个女孩乳房开始发育时间、发育速度、成熟时间和发育结束后乳房大小可能均不相同，影响个体差异的主要因素如下。

（1）乳房开始发育的年龄不同，这与营养、遗传等因素有关。

（2）乳房发育的速度不同。有些女孩乳房发育开始后，1 年左右就发育到成熟水平；而有些女孩乳房发育要经历 6 年或更长的时

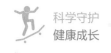
间才能到成熟水平。

（3）双侧乳房大小的差异。大多数女孩发育成熟时，其两侧乳房大小基本一样；但有些女孩，由于两侧乳房发育速度的不同，导致最终的两侧乳房大小不一。

正是由于以上原因，不能通过与同伴对比，就判定自己的乳房发育是否正常。

5. 乳房胀痛与缓解方法

女孩最早的乳房胀痛，一般在 9～13 岁时发生，此时乳房开始发育，会有轻微的胀痛感，主要与体内雌激素水平增高有关，是由于乳腺腺体代偿性增生，属于正常的生理现象，不需要特殊处理。如果疼痛明显，可以用热毛巾热敷。疼痛严重并合并乳腺增生或出现明显包块时，需要就医治疗。

注意： 保持良好稳定的情绪非常重要，做到不熬夜，不生闷气。

 知识扩展 ////

1. 青春期少女佩戴胸罩的重要性

（1）乳腺主要由乳腺管、乳腺泡和脂肪组成，肌纤维较少，因此乳房自身的支持作用较差。如果乳房很大而又不戴胸罩，活动时尤其是跑步或运动幅度大的时候，乳房就经常上下摆动长期如此会导致乳房周围的韧带松弛，过早出现乳房下垂。乳房下垂后一般很难恢复，既影响美观又产生不适感。

（2）佩戴胸罩能使乳房得到支持和扶托，使血液循环通畅，有利于乳房的发育。所以要鼓励少女及时调换和佩戴合适的胸罩。

佩戴合适的胸罩更重要的是对健康有利。

（3）注意选择尺寸合适的胸罩，太大起不到扶托作用，太小则影响胸廓和乳房的发育。青春期不仅是体格发育的快速时期，也是乳房快速发育时期，所以适时选择合适的胸罩对健康非常重要。

（4）睡觉时应把胸罩脱掉或解开，以免影响呼吸和睡眠。

2. 佩戴偏小胸罩的危害

部分乳房发育过快的女孩没有及时更换合适尺寸的胸罩，从而束缚了乳房的正常发育，其对健康的危害如下。

（1）束胸过度会使胸部活动受限以致影响正常的呼吸，尤其是运动和跑步时会感到憋气，导致心肺功能受到严重限制。

（2）青春期正是身体发育的快速阶段，束胸可限制胸部发育，导致胸廓发育异常。

（3）乳房受到外界长期的机械性压迫，使得乳腺受压，乳腺血液循环不畅，导致乳房发育迟缓、受限，影响乳房本身的美观。

（4）长期压迫还可使乳头不能突出、内陷。内陷的乳头不利于将来给婴儿哺乳，易引起乳腺炎症。

青春期有必要开始学会乳房自检吗

静雅的妈妈42岁时患乳腺癌，听医生说乳腺癌有遗传倾向，妈妈便为15岁的女儿担心。于是，妈妈将从医生那儿学会的乳房自检方法教给女儿，让她在每次月经后对着镜子做乳房自我检查。

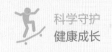

静雅觉得母亲是"一朝被蛇咬，十年怕井绳"，过于敏感。但又不想让妈妈担心难过，尽管内心抵触，还是按照妈妈的嘱咐去做。

你认为青春期女孩儿有必要定期做乳房自检吗？

 小课堂

青春期乳房自检的必要性

（1）发现包块或其他不规则肿物：我国女性乳腺癌发病率的上升速度非常快，已经跃居到女性肿瘤的第一位。与欧美国家相比，我国女性乳腺癌的发病年龄至少要年轻 10 岁，并且还在继续低龄化，二三十岁女性患乳腺癌的病例已不少见。而乳腺癌发生的早期往往没有疼痛或其他不适症状，多数是患者通过乳房自检发现了乳房结节和肿块。

处于青春期的少女，当乳房疼痛严重、乳腺增生或出现明显包块时，如掌握乳房自检技能有助于早期发现结节、包块或不规则肿物，它们可能是乳腺癌的征兆。

（2）发现乳房不对称的原因：有些女孩，由于营养状况、睡眠姿势、健康问题等会影响两侧乳房发育速度，导致两侧乳房大小不一。通过定期自检，可早期发现问题并及时纠正，避免乳房成熟后的不对称。

 知识扩展

如何进行乳房自检

（1）乳房自检的时间和频率：乳房自检可以每月做一次，最佳时间是月经期刚过。

（2）乳房自检方法：乳房自检包括观察和触摸两部分。

1）观察：对着镜子，两手叉腰，观察乳房的轮廓，双侧是否对称，有无肿起部分，乳头是否偏移和回缩，乳房皮肤是否皱缩、发暗或发红等；再将双臂缓慢上举过头，再次观察上述内容。

2）触摸：可在洗澡时检查乳房，用平摊的中间三个手指的指腹在乳房上轻柔移动，以乳头为中心，从乳房的上方开始，右乳按顺时针方向，左乳按逆时针方向，从乳房外围逐渐向中心移动画圈直至乳头，检查三圈。检查是否有肿块、硬结或增厚的情况。如观察和触摸发现异常，就要到医院做进一步检查。

 误区解读

青春期没有必要做乳房自检

这个观点不准确。

（1）定期乳房自检是早期发现乳腺癌的方法，即便现在大部分成年女性每年定期做乳腺的影像学检查，由于射线原因不能经常做，无法代替乳房自检的便捷和及时。

（2）青春期是乳房发育快速期，定期进行乳房自检，有利于保护乳房的健康发育。①对处于发育中的少女，尽量减少使用有射线暴露危险的影像学技术检测乳房。②乳房自检有助于及时发现造成乳房发育不对称或发育不良的营养和行为因素，以便及时干预，让少女拥有丰满美丽的乳房。③可尽早发现病理性巨乳症，及时就诊发现病因，实施早期干预。④青春期开始学会乳房自检技能将受益终身。

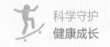

少男少女交往中如何避免过早
性行为及其对健康的损害

16岁的静雅已经有2年的"早恋史"。从初二开始她就与同校高一年级的潮东交往。两人的家在同一个小区，每天早上一起骑车上学，下午课后又互相等着一起回家。周末还一起相约看电影或郊游，当看到屏幕上或周围男女相拥相吻的镜头或情景时，起初两人只是手拉在一起，慢慢地开始模仿起来。渐渐地静雅眼中、心里只有潮东，与班里其他同学在一起的时间越来越少。

现实中，类似静雅、潮东这样一对对的少男少女们越来越多。他们觉得，两人互相喜欢，在一起学习、玩耍，偶尔搂搂抱抱，只要"不越界"就没什么问题。事实果真如此吗？其实不然。青春期在荷尔蒙作用下，少男少女在相互亲密接触中，往往控制不了自己的性冲动。

 小课堂 ● ● ● ● ● ● ● ● ● ● ● ●

青春期异性交往的特点

青春期阶段性激素的分泌，不仅影响青少年身体器官的变化，同时也影响着心理、情绪和行为的变化。因心理发育不成熟，缺乏判断能力，男女伙伴在交往中容易超越界限，发生过早的性行为，甚至导致少女怀孕。作为家长和老师要给予正确引导。

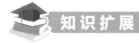 知 识 扩 展

1. 青春期少男少女之间应该如何交往

（1）自珍自爱，互相尊重：少男少女在交往中既要学会互相尊重，也要学会自尊自爱，友好交往。避免和制止一些轻佻的行为及言语。

（2）等距交往，一视同仁：作为一个男生或女生，应该对所有的女生和男生一视同仁，而不是过分地与某一位异性接触。

（3）公开坦然，避免独处：注意交往形式、时间和场所，单独与一位异性相处，交往时要落落大方，要保持纯洁的友谊，同时也要避免引起其他人的误解。

（4）珍惜人格，珍重友谊：自尊自爱，珍惜人格，千万不能和异性发生性行为，否则对身心发展会带来一定影响。当发现自己对异性萌发了超过友谊的情感时，要合理表达自己的好感，学会控制感情。青春期自身发展以及心理还不是很成熟，而且没有达到恋爱的条件，所以要把纯洁的友谊控制在合理范围内。

（5）充实爱好，兴趣多样：男女双方一定要学会充实自己的兴趣爱好，多参加一些有利于身心健康的活动，这样能够把所有的精力都用在学习和兴趣上，有丰富多彩的活动以及充实的时间，才能够防止性行为冲动。

2. 青春期异性之间交往的注意事项

（1）不能让异性随便触碰身体，比如脸、四肢和私密部位，当遇到此情况时，要远离此类人群，严重者立即报警处理。

（2）不随便与异性单独相处，特别是女孩一定要学会保护好

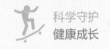
自己，避免单独与男孩相处。

（3）在青春期要引导孩子建立纯洁的友谊，男女之间正常的相互交流可以增进其认知方式，避免误入不当性交往的歧途。

（4）青春期少男少女年龄小而且心理发育不成熟，若是超出了正常的交往范围，提前或过早进行性行为，偷尝爱情的禁果，势必会影响学习和心理健康。

误区解读

早恋只要不影响学习就没什么

的确，一些早恋少年的学习成绩还不错。但恋爱与性爱密切相关。当少男少女坠入爱河后，多单独在一起，成双成对郊游或出入娱乐场所，在周围或屏幕上亲吻、搂搂抱抱等爱的行为影响下，会激发他们的感情冲动，失去理智，不考虑后果地发生性行为，更容易给双方尤其女方带来身体和心理损害。

如何预防和应对少女怀孕带来的问题

静雅怀孕了！没想到与潮东一次冲动后的"亲密"行为导致了这样的后果，她害怕、惊恐、茶饭不思，也睡不安稳，不知所措。经过一番内心的挣扎，静雅鼓起勇气向妈妈袒露了一切，期望得到妈妈的帮助。

妈妈气恼但没有责怪女儿，尽快预约了本市一家设有少女怀孕门诊的妇产科医院进行手术，在照护女儿术后恢复阶段，不失时机地与女儿倾心交谈，缓解女儿的不安和担忧，同时给她讲解有关女性生殖健康的知识。

意外事件发生后，静雅和妈妈的所作所为是恰当的，最大程度地减小了这次不良事件对静雅身体和心理的损害。但这毕竟是亡羊补牢，预防更重要。现实生活中类似静雅这种少女怀孕的意外事件可能并不少见，值得每个家有女孩的母亲予以重视。

 小课堂

1. 少女怀孕的原因

少女怀孕的专业表述是少女妊娠，特指 13～19 岁女性发生的妊娠状况。由于该阶段的少女正处于青春期发育过程中，其身体的器官系统，尤其是内外生殖器还没有完全发育成熟，这时如有性生活且导致妊娠，对女性身心健康影响很大。由于婚前性行为常因感情冲动所致而未采取有效避孕措施，多数是非意愿性妊娠，一旦怀孕，女方可能感到恐惧和悔恨，所以常会造成不良的后果。

少女怀孕的主要原因可能是缺少必要的性与生殖健康知识和技能，过早的性行为，不良的性行为（如性虐待，甚至卖淫），缺少必要的并容易被青少年接受的生殖健康服务，使得少女处于意外怀孕的高危险状态。

2. 少女怀孕的危害

过早怀孕不仅给少女的身心带来损害，也会对少女的社会经济状况产生不良影响。

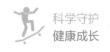
（1）损害少女健康：少女怀孕后若选择不安全的人工流产，容易发生多种并发症，甚至死亡。短期并发症主要有子宫颈或阴道撕裂、败血症、出血、子宫穿孔、破伤风、盆腔感染等。长期并发症（持续1个月以上）主要有再次怀孕后容易产生自发流产和异位妊娠。

（2）影响少女的心理行为：早孕少女普遍存在失落感和悲痛感。因担心遭到周围人的非议或排斥，少女可能会不得不离开学校，甚至被迫离家出走。

（3）降低少女的社会和经济状况：由于不安全流产可能会导致其他疾病，对疾病的治疗需要消耗大量医疗卫生资源。不安全流产所导致的长期并发症，将来治疗也需要大量的开支。另外，由于怀孕，使其未来教育计划落空，一生进取的机会减少。

知识扩展

少女怀孕的防控对策

当今，少女怀孕越来越频发，已经成为一个普遍存在的社会现象。对于怀孕少女而言，无论是由于意外，还是在被迫、被伤害情景下发生的怀孕事实，伤害已经发生并将持续。如何最大程度降低过早怀孕带给少女的伤害？如何有效地预防同类事件发生或降低发生频率？需要整合社会多维度力量和资源，以仁爱、慈悲之心，帮助正在经历痛苦和伤害的少女们。

（1）家长、学校和社区要与时俱进，为青少年提供符合他们认知能力和需求的有关性与生殖健康方面的健康教育。与青少年进行情感、观念的沟通，以朋友身份，与他们分享和交流关于性道德、为健康负责、为社会负责的话题及思考，逐渐培养青少年健康的性道德观念和负责任的健康行为，避免过早发生性行为。

（2）为青少年提供有效、充满人文关怀的生殖健康服务，包括提供避孕和预防性传播疾病的知识和技能。

（3）对怀孕少女，卫生健康人员应本着同情、关心和积极帮助的态度，而不是冷漠、歧视和羞辱，为她们提供安全和支付得起的人工流产手术和术后康复服务。

（4）怀孕少女本身要自尊、自信，主动寻求并获得妇产科、儿科专业医生提供的专业咨询和安全有效的服务。

（5）国家应制定有关保护青少年生殖健康的相关政策、法规，以及有效处理少女怀孕问题的管理办法。

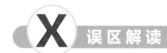 误区解读

少女怀孕后，可自行选择药物或不安全流产

有些少女发现自己意外怀孕后，为躲避周围的压力，会自行选择药物或不安全的人工流产方式，这种处理方法是错误的。正确的做法是到正规的医疗机构达到流产目的，可以最大程度减小流产对少女生命和健康的损害。

答案：1. D；2. B；3. √

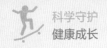

健康知识小擂台

单选题：

1. 青春期的特点**不包括**（　　）

   A. 机体形态上出现第二次生长突增

   B. 各器官组织增大，功能逐渐成熟

   C. 性器官和第二性征迅速发育和成熟

   D. 机体组织器官、心理和行为的变化在个体之间的差别不大

2. 下述遗精过度频繁的是（　　）

   A. 每月遗精 2～3 次

   B. 一夜遗精几次

   C. 3～5 天遗精 1 次

   D. 有时候 1～2 天遗精 1 次

判断题：

3. 到青春期时，神经系统结构和功能逐步成熟完善，为青少年抽象逻辑思维等方面的发展提供了保证。（　　）

青春期性健康自测题

（答案见上页）

发育和心理问题

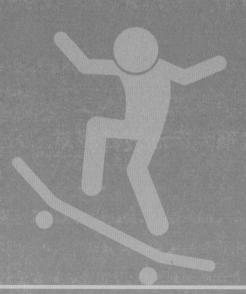

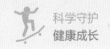
儿童心理健康是儿童健康的重要组成部分。我们通常说的决定命运的性格、智商、情商、压力商等均属于心理健康的范畴。哈佛大学历经 75 年的研究表明，幸福人生的关键是良好的人际关系，这也是心理健康的范畴。心理学中有一句话：幸运的人一生都在被童年治愈，不幸的人一生都在治愈童年。而幸福快乐的童年一定是心理健康的童年。

其实儿童的心理健康从胎儿期就已经开始了。脑是心理活动的器官，心理健康的物质基础是脑的健全发育，脑的发育是否完善直接决定了心理健康的水平。在从胎儿到出生以后整个的生长发育过程中，儿童的心理发育不断受到各种遗传及环境因素的影响，也容易发生各种各样的心理健康方面的问题。随着工业化和城市化的迅速发展，生活方式的改变以及竞争加剧等诸多紧张因素使儿童的心理健康发展面临着越来越多的挑战。研究发现，15%～20% 的儿童有这样或那样的心理健康方面的问题，不同程度地影响着儿童的身心健康，如果识别处理不当，极易对孩子的健康成长产生不良影响。

本章将围绕儿童常见的发育和心理问题进行介绍。

如何早期发现大运动发育异常

生命早期 1 000 天是大脑快速发展阶段，其中半岁内大脑发育最快。刚出生的宝宝，大脑仅重 350～400 克，而出生后半年大脑重量就增加到 700～800 克，脑重量翻了一番。大运动在四大里程碑（翻；坐；爬；扶站）中是家长最易发现的方面，是半岁前早期发现智力发育迟缓的重要指标，早期发现大运动发育迟缓并进行及时干预有很好的恢复效果，因此需要高度重视。大运动发育遵循抬头、坐、站等从上到下的规律，至一岁时能够直立行走是人区别于其他动物的第一大标志。

 小课堂

大运动发育规律与异常

将不同年龄大运动发展的规律编成口诀便于大家记忆："二抬四翻六坐，八爬十站周岁走，两岁跑三岁单脚跳"，每个动作前面的数字表示月龄，后面动作是这个月龄应该会的大运动，但是每个婴儿之间发育存在一定范围的个体差异是正常现象。新生儿俯卧可抬头片刻，大部分宝宝2个月会抬头90°，4个月俯卧可用手支撑自己上半身，如果4个月不会抬头或竖头不稳一定要及时看医生。6个月可用手支撑自己坐，但不稳当；8个月坐稳，常喜欢跪坐，如果6个月不会用手支撑自己坐，8个月不能独坐稳需要及时看医生。

 知识扩展

大运动发育异常的表现

7个月不从俯卧位翻身，9个月不从仰卧位翻到俯卧位，10个月不独坐，18个月不能独走，2岁不跑，3岁不能跳。

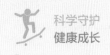

 误区解读

婴儿不会爬行属于大运动发育异常

8～10个月龄婴儿不会爬，不能据此考虑发育异常，一定要除外冬天季节的影响、带养人是否给宝宝锻炼机会和个体差异，临床上有少部分婴儿没经过爬行就走路的，短时间内没有足够证据认为对神经系统发育有损害，但多数研究认为爬行对宝宝今后上下肢力量、全身平衡、扩大早期对周围世界的探索具有重要作用。

如何早期发现宝宝的精细动作发育迟缓

贝贝是个1岁的健康儿童，但是之前7～8个月龄时，她不能把玩小玩具，同时也不能用拇指和示指（又称食指）捏小玩具，父母感到很奇怪，于是，他们决定带贝贝去医院检查一下。医生说贝贝之所以这样，是因为精细动作发育迟缓。婴儿在不同的年龄会掌握不同的能力，比如我们俗话说的"七坐、八爬、九长牙"，都是有一定根据的。7～9个月的宝宝如果精细动作发育迟缓，可以多加练习，否则会影响到孩子以后各方面的学习和认知能力。

婴儿精细动作发育与生活能力培养具有重要作用，生活能力培养是儿童智力发育的组成部分，由于它的发育程序稍晚于大运动，表现标志"里程碑"未被家长甚至医务人员识别，往往被忽略了。目前很多小学生握笔力量不够，写字难看，很大一部分原因是精细动作发展不够。

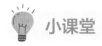 小课堂

精细动作发育规律与异常

　　将不同年龄精细动作发育的规律编成口诀便于大家记忆："四握五抓七换手，九对食拇周岁画"，每个动作前面的数字表示月龄，后面是这个月龄应该会的动作，但是每个婴儿之间发育存在个体差异，在一定范围内存在差异是正常的。婴儿出生时紧握双拳，需要先松开拳、全手抓到精细的拇指、示指取物，至 1 岁拇指、示指取物是人类区别于其他动物的第二大标志。

 知识扩展

如何早发现精细动作发育迟缓

　　出生婴儿大拇指内收在掌心，手呈握拳，2 个月龄五指松开，如果 4 个月不松开拳且大拇指仍然放在掌心，一定要及时看医生。大部分婴儿 4 个月时有伸手抓握的意识，但主要是将物体递到手里会握住，但不会主动放开。5 个月会主动抓物和放下，只要看到玩具就会够着身体去抓。7～8 个月会"换手"，即拿到玩具后会从一只手交换到另一只手，或两手拿玩具对敲，如果不会换手就有精细动作发育迟缓。9～10 个月拇指、示指钳小丸，如果 1 岁不会钳小丸和头发丝样物体，或者不会自己吃饭，有发育落后可能。1 岁会乱画，这时手指更加灵活，会涂鸦或自己吃饭等。

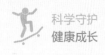
误区解读

精细动作发育迟缓不影响孩子早期动手能力

错误。好多幼儿园开始开展动手劳动的课程，锻炼手指的力量，部分实验小学开始布置每天做一件家务劳动。实际上婴儿精细动作发育对今后学习握笔、写字、绘画等也具有重要作用。精细动作发育也有一些简单的规律可供临床医生和家长掌握，认识这些规律可以识别早期发育落后、促进婴儿早期发展。

如何早期识别孩子语言发育迟缓

明明今年2岁5个月。从出生至1岁，他都健康成长，没有任何异常现象。但是，直到现在他还不能识别常见的水果、蔬菜，对颜色形状、大小多少、上下左右、前后等毫无概念，语言表达落后明显，仅会使用爸爸、妈妈、拜拜等叠词，词汇量约10个，有需求时多为拉衣角或指着某地方，不能用语言表达，父母觉得他发育异常，带他到医院检查后，医生考虑是语言发育迟缓引起的，建议进行正规治疗，否则会影响孩子今后的生活。

正常语言产生需要听力、大脑功能、语言环境、口腔肌肉发育正常等几个重要方面共同协作发挥作用。

小课堂

语言发育规律

语言发育有一定规律性，可用如下口诀表示："二哦四呀六描妈，周岁单词2岁句。"每个语言阶段前面的数字表示月龄，后面是该月龄应该会的语言，1～6个月是发音阶段，即1～2个月主要发喉音，3～4个月可发多个元音；7～11个月学语阶段或"描话"阶段，即无意识叫爸爸妈妈，对着爸爸或者奶奶都发妈妈的音；1～3岁单词单句阶段，1岁后大部分孩子会主动说单词短语或叫"妈妈语"，看到妈妈叫妈妈，看到爸爸叫爸爸，说"饭饭""摆摆""糖糖"等，一般2岁时可以说50个单词。2岁后会说简单句，相互交流较差，主要是平行玩耍，自己玩自己的。3岁后会说复杂句，有很多提问和一定想象能力，可与小朋友和大人进行互动交流。

 知识扩展

语言发育迟缓的早发现

4岁前语言发育迟缓具有可变性，4岁后未赶上正常水平则可能是"语言障碍"，但这两种诊断都需要去医院进行全面评估，除外其他疾病因素影响，不要简单地想到只做口肌训练，口肌问题只是语言迟缓的部分原因，一定要除外疾病因素的影响。如存在部分听力损害时可能被视觉理解所代偿；大脑智力发育轻度落后可以存在语言理解问题，但家长很难看出智力发育是否有轻度落后，因为

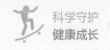
他们看上去外貌、生活能力、一般指令都是很正常的；还有孤独症儿童社交发育不好，80%同时有语言发育迟缓，所以语言迟缓一定要除外社交发育不好；语言环境是否存在电视暴露过多和居家人口少、外出活动过少；同时家庭遗传史也是语言障碍的重要原因。不可以抱侥幸心理，认为"贵人语迟"，丧失早期康复机会。另外语言迟缓一定要去正规医院进行评估和针对性康复。

 误区解读

"贵人语迟"，语言发育迟缓的儿童会赶上同龄正常儿童

语言表达的关键期是 24～36 个月，但在 4 岁前每个儿童个体之间发育存在较大的差异，早期词汇获得具有很大的变异性和变化性，在 4 岁前语言迟缓的儿童以后可能有一半会跟上同龄正常儿童，有一半持续不正常。

如何早期识别脑瘫

小帆 5 岁，出生时是早产儿（胎龄约 28 周），出生体重 2.2 千克，产后有窒息史。在父母精心呵护下他健康成长。3 周岁时，小帆出现发音不清、多动等行为，父母觉得是早产的缘故，没有多在意。之后，小帆又出现了很多其他的异常行为：情绪不稳、容易受挫折或发怒，学习时注意力不集中，日常生活存在困难，如不能进食；有明显畸形如膝后弓腿，走路不

稳，走姿七扭八歪。父母这才意识到小帆可能有一些问题，带他去医院检查后初步考虑为脑瘫。医生告诉他们必须尽早治疗，否则会影响今后的生活。

脑瘫是比较严重的疾病，多表现为身体姿势异常或者肢体运动功能障碍，有的孩子走路交叉腿（也就是剪刀步），针对这种疾病，需要积极地早期治疗。

 小课堂

1. 什么是脑瘫

指在出生前到出生后 1 年内由各种原因引起的非进行性脑损伤或脑发育异常所导致的中枢性运动障碍。

2. 脑瘫特点

脑瘫多表现为流口水、不会笑、总是脚尖着地、头不能直起等。脑损伤的时间是胚胎期到生后 1 岁，损伤部位是大脑皮层白质、基底神经节、小脑，主要症状是运动发育迟缓、姿势异常；部分孩子伴随症状是感知觉异常、认知障碍和癫痫；大部分孩子大脑的损伤不加重，但不康复症状仍然可以加重，且是一个终身的疾病。脑瘫具有二大主要临床表现：大运动发育落后，姿势异常。

脑瘫最常见的类型是痉挛型脑瘫，也就是我们老百姓经常说的"硬瘫"，最常见是双下肢向两侧分不开或角度太小，仰卧位背部肌肉紧张，颈后仰，下肢伸直或交叉，像"翘扁担"，站立时下肢内旋伸直，足下垂，尖足（踮脚尖走路），双腿交叉成剪刀步。

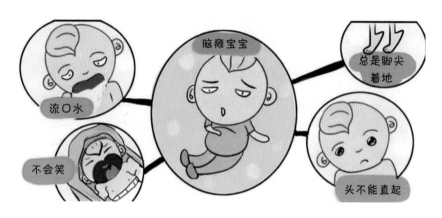

脑瘫患儿的异常表现

 知 识 扩 展

脑瘫的早期识别

在儿童保健门诊常常看到着急的妈妈爸爸因在家或在体检时发现孩子尖足站立而就诊。那什么是尖足？什么样的尖足会与脑瘫有关呢？尖足就是踮起脚尖或者前掌站立，有生理性和病理性之分。生理性尖足是孩子发育过程中的正常现象，与脑瘫有关的病理性尖足可以发生在任何阶段，孩子年龄越大症状会越明显。如果宝宝站立足能放平，只是有时喜欢踮起脚尖（间歇性），踝关节肌腱不紧张，不考虑脑瘫，继续观察随访即可。如果宝宝一直是尖足（持续性），要考虑脑部损伤，建议去看专科医生。所以不能单凭 10 个月龄婴儿有时存在尖足就怀疑脑瘫，脑瘫一定要有运动发育迟缓加姿势异常两个条件，生理性尖足可看医生，随访即可，一般可在 1 岁时消失。

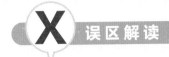

误区解读

脑瘫早期不需要进行治疗

目前认为脑瘫的早期发现是指 6 个月龄前发现脑瘫的高危表现。如出现"脑瘫患儿的异常表现"中的"剪刀步",则考虑为痉挛型脑瘫(硬瘫),应尽早积极手术治疗。

孩子注意力不集中、好动怎么办

当小强还是一个幼儿时,他在会走前就开始跑。在幼儿园,他会因拿自己想要的东西而经常撞倒别的孩子。在街上,他会不顾迎面而来的汽车猛跑,那恐惧的一幕幕多年以来都深深地留在他父母的记忆中。在家中,他出了一个又一个意外,得过脑震荡,三次胳膊骨折。当他带着淤伤出院时,还没忘记把病房里盛开的玫瑰花推倒。

小强上学后不久,老师就反映他随便离开座位,不受约束,并经常拿着皮筋做的弹弓向女生射击。他的字迹潦草,在其他同学大声朗读的时候,他却做着白日梦。他的作业常拖到深夜也难以完成,而且对任何人的谈话总是一副心不在焉的样子,从来不看对方的眼睛。考试时经常犯粗心大意的错误。他自己也由于总被批评而苦恼。在他二年级时,心理学家给他做了测试,发现他的智力高于平均水平,尽管他的学习成绩落后于其他人。但心理学家也发现,他容易分心,较冲动,经常不

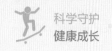

假思索地说出答案。

　　小强到底怎么了？在向小强父母了解了他小时候的表现之后，心理医生认为小强是患了"儿童多动症"。那么"儿童多动症"到底是怎么回事呢？

 小课堂 ● ● ● ● ● ● ● ● ● ● ● ●

1. 什么是"儿童多动症"

注意缺陷多动障碍（attention deficit and hyperactive disorder, ADHD），又称**儿童多动症**，指发生于儿童时期，与同龄儿童相比，以明显注意集中困难、注意持续时间短暂、活动过度或冲动为主要特征的一组综合征。儿童多动症是在儿童中较为常见的一种障碍，其患病率一般为 5%～7%，男女比例为 4 : 1 至 9 : 1。

2. 儿童多动症的原因

儿童多动症原因尚不清楚，是生物学因素与社会环境因素交互作用的结果。大量研究证实 60%～80% 的多动症患者具有生物遗传学基础。此外，不良的社会环境、家庭环境，如经济过于贫穷、父母感情破裂、教育方式不当等均可增加儿童患多动症的危险性。

3. 儿童多动症的表现类型

常表现为孩子上课注意力不集中、易分散，在听课时好发愣、走神，每天写作业会到深夜，还经常完不成；也有的父母抱怨孩子常常丢三落四，不是忘了铅笔盒，就是忘了红领巾，与他/她说话时，也常常心不在焉，似听非听，经常犯粗心大意的错误。小动作多，话多，接话茬，甚至与同学交头接耳。而最让父母头痛的就是因为这些现象使孩子的学习成绩总是不尽如人意。遇到这样的情况，有的家长认为是孩子不听话，会更加严格地管教，但情况往往会变得更糟，也许这并不都是孩子的过错。

儿童多动症有两大核心症状群：注意缺陷；活动过度（多动）与冲动。临床表现分为三种类型：注意缺陷为主要表现型；多动冲动为主要表现型；混合型（注意缺陷和多动冲动同时存在）。

当发现您的孩子学习成绩与智力水平明显不相符，且其行为明显干扰学校纪律和社会规则时，就一定要关注。大量的研究和调查表明，导致孩子学习困难的第一位原因就是儿童多动症。这也是儿童多动症的孩子为什么上学后才比较容易被发现的原因，同时也使许多孩子被误诊。多动症同时患其他心理问题的比例也很高，而且会持续到成年期，需要尽早干预。

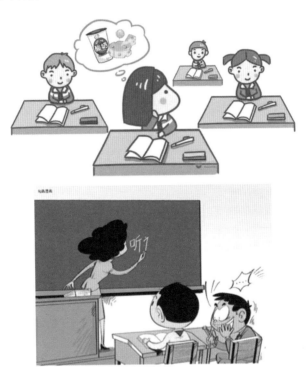

注意缺陷多动障碍儿童的表现

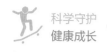

 知识扩展

如何治疗儿童多动症

目前儿童多动症的治疗方法主要有药物治疗和非药物治疗，非药物治疗方法包括心理行为治疗、家庭治疗、物理治疗如脑电生物反馈治疗等。5 岁之前儿童多动症的主要治疗方法是非药物治疗，5 岁之后的主要治疗方法是药物治疗。研究认为，对于 5 岁以后的儿童多动症，药物治疗为主，同时合并心理行为治疗、家庭治疗或脑电生物反馈治疗是最好的策略。

常用的儿童多动症治疗药物包括中枢兴奋剂、去甲肾上腺素再摄取抑制剂。从中医的角度来看，儿童肾阴不足、虚火上升、烦躁不安，故有发育期的阴常不足、阳常有余，可引发儿童多动症。因此，滋阴、补肾、健脑是治疗儿童多动症的机制。治疗儿童多动症的中药有很多，但是，缺乏循证医学证据验证其疗效。

儿童多动症的诊断和治疗需要在专业人员指导下进行，及早就医是关键。

 误区解读

多动症的儿童一定表现为多动

不一定。注意缺陷为主要表现的儿童就不一定多动，多见于女孩。因而很容易被忽略。

280

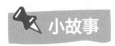 **小故事** 两位曾患多动症的名人——莫扎特和乔纳森

莫扎特小时候是一个典型的多动症儿童。学习没有耐心、行为冲动、容易分心。美国精神病学教授哈利维尔评价他的作品时说："莫扎特作品的结构很好地表达了多动症儿童特有的思维方式。多动症儿童经常具有巨大的潜力，一旦被开发出来，力量无限。"

乔纳森是美国著名作家，小时候乔纳森曾患多动症，并有读写障碍。小学三年级，罗柏森老师的出现改变了他的命运。在罗柏森老师指导下，乔纳森重新开始练习拼读和拼写，老师还建议他去专门机构做个评估。诊断结果是他患有多动症兼读写障碍，这个消息让乔纳森如释重负，因为他知道了自己并不是一个坏孩子。在今后的学习中他扬长避短，顺利进入知名的布朗大学。

我们要鼓励有才华的多动症儿童发挥他们的才华，但需要注意的是有特殊才华的多动症儿童只是少数，更多情况下需要科学的诊断和干预。

多动症的儿童需要药物治疗吗

"挤眉弄眼出怪声"不是毛病

"我儿子今年7岁，一年前出现反复眨眼症状，以为是结膜炎，用氯霉素眼药水和金霉素眼膏治疗，不见好转。两个月后又出现嗓子难受、咳嗽、出怪声的情况，去耳鼻喉科就诊，按咽炎治疗，病情时好时坏。近半年不但挤眉弄眼出怪声，还经常晃头、甩胳膊。多处诊治，有的医生说是'多动症'，有的说是'小

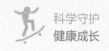
舞蹈症'。用过一些药物如哌甲酯治疗，不但不好反而加重。现在孩子非常自卑，上课不敢回答问题，学习成绩开始下降，老师也认为他是个坏孩子。我们做家长的真的非常着急，但是又不知道该怎么办？"

活泼好动是儿童的天性，顽皮出怪样也没什么问题。然而，不自主的、无目的性、重复、快速的挤眉弄眼、努嘴、吸鼻、伸舌，甚至扭脖子、鼓肚子、耸肩、甩胳膊、蹦跳，或伴有嗓子发声、骂人，这就不是儿童的顽皮或"毛病"了，而是近年来逐渐增多的一种儿童精神疾病——抽动障碍。

 小课堂 ●●●●●●●●●●●●●●●●

1. 什么是抽动障碍

抽动障碍俗称抽动症，是起病于儿童或青少年时期，以不自主的、反复的、快速的一个或多个部位运动抽动和／或发声抽动为主要特征的一组综合征。包括短暂性抽动障碍、慢性运动或发声抽动障碍、发声和多种运动联合抽动障碍[又称图雷特综合征（Tourette syndrome），旧称抽动秽语综合征]。

抽动障碍是儿童青少年中较为常见的一种障碍。目前报道：约5%~20%的学龄儿童曾有短暂性抽动障碍病史，慢性抽动障碍在儿童少年期的患病率为1%~2%，发声和多种运动联合抽动障碍的患病率为1%~3%。抽动障碍男孩更多见，男女比例为4：1至9：1。

2. 抽动障碍的原因

抽动障碍病因复杂，与遗传、生化代谢紊乱、脑及躯体疾病、精神创伤和心理紧张因素有关。有学者研究此症还与饮食习惯关系密切，如喜食富含色素及食品添加剂食物或大量饮用含咖啡因饮料的孩子患病机会增加。

3. 抽动障碍的表现

抽动障碍常表现为不自主的、无目的性的、重复的、快速的挤眉弄眼、努嘴、吸鼻、伸舌，甚至扭脖子、鼓肚子、耸肩、甩胳膊、蹦跳；或清嗓子、出怪声，甚至骂人等。这些动作常反复发作，无法自控。若失治误治，容易呈渐进性加重，且容易伴发其他心理障碍，如强迫症状、情绪异常等。一般不能自愈，只有极少数到青春期才可能有缓解。在多数情况下，一名患儿身上只出现上述症状中的一两种，病况时轻时重。男孩明显多于女孩。

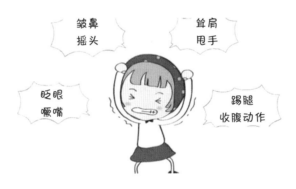

皱鼻
摇头

耸肩
甩手

眨眼
嘬嘴

踢腿
收腹动作

抽动障碍的表现

知识扩展

1. 对于抽动障碍的孩子如何处理

及时有效的治疗极为重要。症状较轻，对社会功能没有明显影响或影响较小的患儿，可以在医生指导下进行心理行为治疗。

对于严重的抽动障碍儿童，早期应用合理的药物治疗是非常必

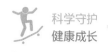

要的，也是综合治疗成功的基础。随着近几年儿童精神医学的发展，目前对抽动障碍的药物治疗也取得了很大进展，氟哌啶醇、硫必利已逐渐淡化为老一代的传统药物，而利培酮、阿立哌唑等一批新型药物因其独特的优势而日益广泛应用于抽动障碍的治疗。这些新药的疗效更持久，副反应更轻微，更容易保证孩子的学习和生活质量。

2. 抽动障碍需要心理治疗吗

心理治疗是综合治疗的重要环节，是防止疾病的复发和减少合并症的重要手段。除药物和心理治疗外，还应注意妥善安排日常作息时间，避免过度紧张疲劳，适当参加一定的体育和文娱活动，使孩子尽量处于一种轻松愉快的环境之中。食物添加剂等可促使这类儿童行为问题的发生，包括活动过度和学习困难。含咖啡因的饮料可加重抽动症状。因此，在饮食方面，这些儿童应尽量避免含有食物添加剂、色素、咖啡因的食物等。

 误区解读

抽动障碍不用治，长大自然就好了

有些家长认为孩子患了抽动障碍无关紧要，长大了慢慢自己就好了，没必要进行治疗。事实上，对于中或重度的抽动障碍，特别是发声和多种运动联合抽动障碍，这是非常错误的想法，随着孩子年龄的增长，他们在学习、工作中遇到的烦心事越来越多，生活压力也越来越大，抽动障碍可能会越来越严重。尤其是到了重要的场合，精神压力大，也会给孩子心理造成一定伤害，甚至会影响社交。因此，家长们不要觉得无关紧要，越早干预越好，千万不可掉以轻心。

孩子不会与人交往是性格的原因吗

　　4岁男孩轩轩（化名），较少与人进行对视以及眼神交流，除非是他感兴趣的东西，才会盯着看；对于别人的呼唤经常不理睬，不听指令，坐不住，多动，到户外一松手就到处乱跑，较少回头找人，没有走丢的概念，有时也会表现出安静、懒懒的样子；不会与小朋友交往，似乎缺乏情感，对爸爸妈妈疼痛、吵架等表现冷漠，还是自顾自地玩耍；生活自理能力弱，不会自己大小便，偶尔还发出一些要小便的需求，更多的时候是不发出信号。

　　生活中有一些孩子，从小就很少和人交往，或者不愿和人交往，或者不会和人交往。不合群，多独处。有的说话晚、反应迟钝，经常不理人、不看人，不懂得怎样与人交流和沟通。还有的孩子过分好动，上课不听讲，经常离开座位，不怕老师，甚至当老师不存在，有时还和老师顶嘴。这些情况，经常被认为是性格的原因，或者发育过程中的正常现象，长大自己就好了。实际上，这种情况不是正常现象，最大的可能性是孤独症。

 小课堂

1. 什么是孤独症

孤独症又称自闭症，是一种起病于婴幼儿时期的严重神经发育

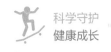
障碍性疾病，以人际交往障碍、言语沟通异常、兴趣局限和行为刻板为特征，半数患儿伴有不同程度的精神发育迟滞。孤独症的患病率大约是 1%，国外报道患病率为 1/54。男孩比女孩常见。

社会交往及交流能力的发展是儿童发展的重要领域。如果孩子 4 个月时不会看着别人的脸微笑，6 个月时没有明显的快乐情绪，12 个月时听力没有问题但喊其名字不理睬，16 个月不会说任何一个单词，18 个月时不会用示指指点东西，不会跟随别人的指点看东西，不会玩假扮游戏，则应考虑到孤独症的可能。

2. 孤独症的病因

多数孤独症儿童在二三岁时就有明显的异常表现。其发病原因不明，尽管全世界的科学家和医生从遗传、神经生物学和社会心理因素等方面作了大量研究，但迄今仍未能阐明儿童孤独症的病因和发病机制。孤独症是一种大脑广泛发育障碍，是先天性的，与父母的教养方式没有直接关系。目前多数学者认为此病是生物 - 心理 - 社会因素共同作用的结果。

3. 孤独症的表现

在社交互动方面，孤独症儿童存在质的缺陷。婴儿期起病的患者缺少目光对视、呼唤反应、社会性微笑及情感互动。幼儿期患者社会交往障碍更加突出：患者缺乏交往兴趣，不主动发起或回避交往互动，目光对视少，呼唤反应少，不关注和难以正确理解他人的表情、情绪和心理活动，情感交流互动少，不会与他人分享兴趣与欢乐，不能根据社交情景或社交线索调整社交行为，不能以适合其智龄的方式进行交往和与同龄人建立伙伴关系，对父母缺少依恋，并存在共同注意（彼此引发对第三者注意）障碍。轻症患者或年长患者，可能有一定社会交往兴趣，但依然缺乏社会交往技巧，难以建立友谊。孤独症儿童常常不会启动交流、维持交谈，或仅限于表达需求，或用简单、刻板、重复的言语进行交流，或反复说其感兴趣的话题，而不关注他人的反应；兴趣范围狭窄，对某些事物或活动非常感兴趣甚至痴迷；行为方式刻板重复，生活的多个方面墨守成规、僵化刻板，并可能固执于一些特殊而无用的常规或仪式；还会出现刻板重复的动作和奇特怪异的行为，如：将手放在眼前凝视和扑动等；对于各种感觉刺激可能反应过度或不足，如过分关注物体的气味、质感、产生的振动等。

 知 识 扩 展

如何应对孤独症

早诊断、早干预对改善孤独症儿童预后具有非常重要的意义。通常来说，患者 2 岁前，可在专业人员指导下进行家庭干预；2 岁后，可进行医院、专业机构、家庭共同参与的综合系统干预。

教育康复是孤独症儿童最主要的治疗干预方法。比较有循证医学证据的是以功能为取向的教育康复技术方法。较常用的干预技术包括发展理念下的教育干预技术（如地板时光、关系发展介入、丹佛模式以及早期介入丹佛模式等）和以应用行为分析（ABA）为基础的行为教学技术。后者是当前循证医学证据最为充分的可以有效改变孤独症儿童社会适应和生活能力的方法。

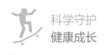
 误区解读

孤独症儿童都是"爱因斯坦"

虽然一些天才有可能表现出孤独症或者阿斯伯格综合征（Asperger syndrome）的某些特点。但在现实中，只有很小一部分孤独症儿童在数学、音乐、记忆、日历或科技领域有超越常人的表现，绝大多数孤独症儿童并不具有这些能力，他们和正常人一样，更需要后天的教育和引导。

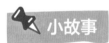 世界自闭症关注日

"世界自闭症关注日"是 2007 年产生的。2007 年 12 月联合国大会通过决议，从 2008 年起，将每年的 4 月 2 日定为"世界自闭症关注日"，以提高人们对孤独症和相关研究与诊断，以及孤独症患者的关注。从 1943 年世界上出现第一个孤独症病例至 2008 年已 65 年，人类对于孤独症的认知、对于自身责任的认识迈出了新的历史性一步。

"世界自闭症关注日"提醒我们，应该实现孤独症患者与普通人间的相互尊重、相互理解与相互关心。作为普通人，不应把孤独症患者看作怜悯的对象，而应把 4 月 2 日这一天作为审视和增强自身道德观念、社会责任的契机。作为孤独症患者及其直接相关的人员，如孤独症患者家属、学者专家、医生护士等，也应把 4 月 2 日作为继续齐心协力战胜疾病的"加油站"。人们应努力让 4 月 2 日成为孤独症患者自信与愉快生活的节日。

孩子学习困难有哪些常见的原因

孩子上课注意力不集中，总是坐不住；做数学题不会举一反三，脑子总是转不过弯；遇到难题下意识就躲，甚至出现厌学情绪。这到底怎么了？一些家长认为孩子之所以这样是智力的问题，实际上，除了孩子自身的心理发展特点及学习动机之外，孩子所处的外在环境，比如家庭环境、同伴关系等都会影响孩子的学习状态，我们应该要了解孩子发生学习困难的原因，从而"对症下药"。

 小课堂

1. 什么是学习困难

学习困难指由于身体、心理及智力等各方面的因素造成的学习障碍。国外研究报道学习困难的发生率为 20%~25%，国内一些地区的报道为 13%~17%。

2. 学习困难的常见原因

影响学习的因素一般分为智力和非智力两方面。在非智力因素中，临床心理医师一般比较重视学生的心理和行为问题。国内有关研究表明，尽管智力因素对学习成绩的影响非常重要，但相对于社会因素及非智力因素而言，这一影响在正常儿童中所占的比重相对较小。换句话说就是学习困难的孩子智力不一定有问题，而且多数学习困难的原因不是智力问题，而是非智力因素如心理行为问题、

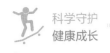

学习动机和学习方法等。

智力正常儿童学习困难主要由心理行为问题引起。主要集中体现在注意力缺陷、多动、交往不良、违纪、情绪问题如抑郁和焦虑等外向性行为方面。此外学习动力不足和学习方法不当也可能是常见的原因。

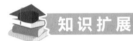

如何应对学习困难

当孩子出现问题时，即使症状较轻、不能明确诊断，家长也应学习如何改善亲子关系，关心和体谅孩子，保持良好的耐心，对于孩子的学习任务不应当过于苛刻。注意保证孩子的合理作息，适当鼓励孩子，参与到孩子的心理康复训练中。维持良好的家庭环境，不仅有利于孩子个性特质的形成，还会对其人生观、价值观、时间观的塑造产生正面影响。在饮食上，应当合理膳食，不让孩子有饮食偏好，不过分食用刺激性的食物。

 误区解读

学习困难就是没努力

当孩子出现学习困难时，我们应该充分理解和尊重脑发育规律，大力建设积极的心理环境，不要一味地认为孩子就是懒惰、矫情，就是在找借口不想学习，家长应该及时了解孩子的想法并及时与孩子进行沟通，鼓励孩子并给予个性化教育，从而保障孩子的身心健康。

分离性焦虑那些事

扬扬今年 3 岁。第一天上幼儿园，爸爸妈妈特地请假，小扬扬由奶奶、爸爸、妈妈带着来到幼儿园，孩子显得特别兴奋。可是，他一回头看见大人站在门外挥手告别，表情马上变了，老师示意家长赶紧离开，家长看着孩子大眼睛变得晶莹，可怜兮兮的样子，哪里舍得，奶奶更是一步三回头地看着拽着铁栏杆、大声哭泣的扬扬。第二天，奶奶送孩子到幼儿园门口，扬扬哭起来，不肯进去，奶奶只好哄着说："好吧，好吧，今天不去了。"结果，一停就三天没去幼儿园。妈妈送孩子上幼儿园情况和奶奶差不多，扬扬在大门口抓着妈妈的手不放，闹腾了半个小时，妈妈看得心疼，于是又将孩子带回了家。

儿童特别是年幼的宝宝与亲人分开时常会出现焦虑、不安或害怕的现象，从而用黏人、爱哭、固执的方式希望将亲人留在身边，多数情况下这是一种正常的离别情绪反应。这种情况多发生在六岁以前，一般不会超过两周。如果这种"焦虑"持续时间过长，或者严重影响了孩子的社会功能，就是分离性焦虑。

分离性焦虑是儿童期常见的情绪问题之一。与其他焦虑相比，该病的发病年龄较早，3～5 岁儿童发生率最高。分离性焦虑是指当儿童与依恋对象分离或者离开熟悉的环境时，产生的与其发育水平不相称的压力，表现出不现实的担心和过度的焦虑，这种焦虑在严重程度上超出了正常分离时的情绪反应，明显干扰了儿童的日常功能和正常的生长发育。

小课堂 ● ● ● ● ● ● ● ● ● ● ● ● ●

1. 分离性焦虑的原因

分离性焦虑产生的原因与遗传因素和环境因素均可能有关。首先，儿童分离性焦虑具有遗传倾向，主要与儿童的气质类型、焦虑型人格和遗传等因素有关。研究发现，难养型气质类型儿童更易于发生分离性焦虑等行为障碍。有焦虑症的父母，其子女焦虑症的发生率要明显高于父母不患焦虑症的子女。环境因素在分离性焦虑的产生和发展中也起到很大的作用。分离性焦虑是环境转换时，儿童对陌生环境的一种本能的不安全感和恐惧感。对于学龄前儿童来说，上幼儿园是其人生第一次离开家庭，如果在家庭养育，尤其是儿童的能力培养方面没有做好充分的准备，这种不安、紧张和恐惧会更为严重和持久。

2. 分离性焦虑的表现

当与亲人分离或离开其熟悉的环境时，表现出过度的焦虑，担心亲人发生意外或自己被拐卖；担心与父母或其他依恋者的分离；因害怕分离而不愿去学校或幼儿园；持久而不恰当地害怕独处，当预料将与依恋者分离的时候，马上会表现出过度的反复发作的苦恼，如哭叫、发脾气、淡漠或社交退缩，部分患者甚至会表现出一些躯体症状：恶心、呕吐、头疼、胃疼、浑身不适等。

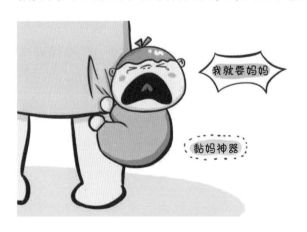

分离性焦虑的表现

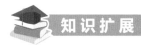 知识扩展

如何应对分离性焦虑

面对分离性焦虑，应加强儿童早期家庭养育的咨询指导，灌输正确的家庭养育新理念，改变不良家庭养育方式，促进儿童早期各种潜能，尤其是社会生活能力的发展，从而可以减少焦虑等情绪问题的产生，为儿童一生的身心健康奠定良好的基础。具体有三个建议。

（1）父母在儿童的早期最好避免与其长期分离。如果要外出工作，一定要做好"两个保证"：出门前温和地向孩子保证什么时候回来；保证定期和孩子保持联系。

（2）提前培养孩子两个"能力"：①自理生活能力，如吃饭、穿衣、洗手、大小便等，不要让孩子养成对母亲过分依赖，进入托儿所或幼儿园时，孩子才能很快地适应集体生活；②合群能力，家长要鼓励孩子把玩具拿出来与其他孩子一起玩，以培养孩子与人相处的能力。

（3）在分离前与下一个照顾者做好"平稳过渡"工作。

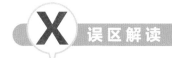 误区解读

不愿意去幼儿园或者不愿去上学就是分离性焦虑

遇到孩子不愿意去幼儿园或者不愿去上学的情况，我们容易轻易地认为是"分离性焦虑"，其实不一定。有一些孩子在幼儿园或者学校不会和别人交往或相处，或者因为不懂规则经常被老师批评，甚至被孤立、排斥或欺负。从而不愿意或不敢去幼儿园或学

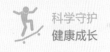

校。这种情况多源于孩子社交能力缺陷而不是分离性焦虑。

孩子也会抑郁吗

　　一位妈妈带刚上初一的孩子来看心理医生，说在孩子的书包里发现了孩子写好的遗书。原因是上初一后学习排名倒数第一，相比小学阶段的"遥遥领先"真是天壤之别。孩子每天变得郁郁寡欢，稍不如意就发脾气，对学习越来越没有兴趣，每天手机不离手，后来干脆不上学了。这个孩子被诊断为抑郁症。

　　抑郁不是成年人的专利，儿童也会抑郁。调查表明抑郁在儿童中的发生率为 0.4%～2.5%。我国学龄期儿童抑郁症往往是通过与其年龄有关的各种行为问题表现出来，这使其抑郁症症状更加复杂化，故在日常生活中，父母、学校老师常忽视了孩子的抑郁表现，从而延误了病情。

 小课堂

1. 儿童抑郁症的危险因素

　　儿童抑郁症的病因不明，一般认为是遗传因素和环境因素相互作用的结果。调查显示，儿童抑郁症中约 71% 有精神病或行为失调的家族史，家族内发生抑郁症的概率为普通人口的 8～20 倍。很多研究表明，儿童青少年抑郁的产生与家庭不良生活事件有关，如：亲子分离或早期母婴关系丧失；被父母虐待或忽视、亲子关系恶劣、长期家庭缺乏温暖等。性格方面，自我评价低、性格偏内向，较孤僻、适应能力差、对挫折耐受性差、情绪不稳定的儿童，容易产生抑郁。

2. 儿童抑郁症的常见症状

儿童抑郁症的前兆未必表现为情绪低落、悲伤萎靡，而是焦虑、易怒，或非器质性的躯体症状。家长和老师应对儿童青少年出现的无端发脾气、暴躁等情绪以及莫名的躯体不适引起重视。来自英国卡迪夫大学心理医学和临床神经科学研究所的研究人员发现，青少年抑郁症的早期信号除了焦虑之外，还表现为无端愤懑、怨恨等。

儿童很少有像成人抑郁的思维迟缓症状（如觉得脑子反应迟钝、不好用），甚至在重度抑郁的情况下遇到高兴的事也能高兴得起来。儿童抑郁的主要情绪体验就是"心烦"，常因为一点小事发脾气，在家里比在学校更容易发脾气。同时会经常表现为上课注意力不集中，学习成绩下降，与同伴交往减少，对以前喜欢的活动失去兴趣，整日沉迷于手机或网络，自尊心和自我价值感受损，学习兴趣下降或厌学、逃学，行为偏激、冲动或冒险，甚至离家出走，随便发生性行为，酗酒或吸毒。有的孩子抑郁以后喜欢看血腥的视频，觉得活着没有意思，整日钻研各种自杀的方法。严重时可导致自伤、自杀等严重后果。

 知识扩展

儿童抑郁症的治疗越早越好

调查显示，学校、家庭、社会对青少年抑郁的识别率平均不足1%，一些综合医院的识别率仅为 15% 左右。在现实生活中儿童抑

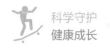
郁有时被认为是闹脾气、青少年抑郁经常被错认为"青春期的叛逆"，以躯体不适为主要症状的抑郁被认为是躯体疾病，而被忽略。所以出现上述情况后应及时就医，请专业人员做出科学的判断。

国际权威医学期刊《柳叶刀》发表的一项关于青少年抑郁症治疗的研究指出，青少年抑郁症患者应首选心理治疗，在无条件进行心理治疗或心理治疗无效的情况下，可考虑使用药物治疗，但应强调治疗的个性化。《中国抑郁障碍防治指南（第二版）》指出，青少年抑郁症的治疗，应坚持抗抑郁药物与心理治疗并重的原则。心理治疗适合不同严重程度的青少年抑郁症患者，有助于改变认知、完善人格，增强应对困难和挫折的能力，最终改善抑郁症状，降低自杀率，减少功能损害。

 误区解读

得了抑郁症会经常哭

抑郁症可以使人变得沉默寡言，但抑郁症的孩子并不是总会哭。有些孩子不哭或者特别悲伤，他们只是觉得情绪空白，觉得自己没价值或者没用，而大部分抑郁症的孩子往往会表现为心烦、无缘无故地发脾气。

答案：1. C；2. B；3. √

健康知识小擂台

单选题：

1. 以下关于**孤独症**的说法**错误**的是（ ）

   A. 孤独症是婴儿早期神经发育障碍疾病

   B. 原因不清楚

   C. 孤独症孩子大多外观异常

   D. 大多孩子是在 2 岁不会说话时才去就诊

2. 以下关于**分离性焦虑**的说法**错误**的是（ ）

   A. 分离性焦虑是儿童期常见的情绪问题之一

   B. 该病的发病年龄较早，5 ~ 7 岁儿童发生率最高

   C. 分离性焦虑产生的原因与遗传因素和环境因素均可能有关

   D. 难养型气质类型儿童更易于发生分离性焦虑等行为障碍

判断题：

3. 分离性焦虑在严重程度上超出了正常分离时的情绪反应，明显干扰了儿童的日常功能和正常的生长发育。（ ）

发育和心理
问题自测题

（答案见上页）

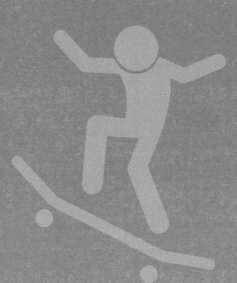

安全
防护

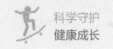
孩子是家庭的未来。保护好孩子，就是保护好一个家庭的未来；保护好下一代，就是保护好一个国家的未来。孩子们天真无邪、涉世不深，对危险隐患的识别和防范能力较差，处于相对容易受到伤害的阶段。长期以来，儿童和青少年伤害屡见不鲜，严重威胁该人群的健康，社会各界应关注"儿童安全防护"问题。

本章将围绕儿童常见的安全问题，通过简单事件介绍相应的科学知识以及遇到这些伤害时应掌握的基本技能。

跌倒伤

活泼好动、善于模仿是小朋友的天性，与此同时，他们又缺乏安全意识及保护自己的能力，所以在日常生活或活动中，磕磕碰碰在所难免。跌倒伤已成为儿童非故意伤害最常见原因。如何预防及简单处理跌倒伤是每个家长应该重视和掌握的小技能。

2岁的小佳最爱的运动是蹦床。他希望妈妈每天带他去玩蹦床，可惜妈妈没有那么多时间。一天，他无意中发现家里的弹簧床可以蹦着玩，趁妈妈不注意，开心地跳来跳去，结果一不小心，摔倒了。头撞在床旁的桌角上，鼓起一个大青包。如果您是小佳的妈妈，应该如何处理呢？

 小课堂

怎么做才能减少孩子跌倒伤的发生

婴幼儿跌倒伤多发生在家中，所以家庭防护尤为重要。家具锐利部位要安装防撞条或防撞角，特别是与孩子头等高的家具。窗户要选用孩子不能轻易打开的，高层住户最好安装防护栏（网）。窗户下、阳台上不要放置可以攀爬的物品。婴儿床最好选用矮床，或床边放置地毯、泡沫垫等可以缓冲损伤的保护物。最好给孩子布置专属玩耍区域，并及时清理地面散落的玩具。

随着孩子年龄增加，户外运动引起的损伤成为预防重点。通过限制孩子活动来避免损伤的方法并不可取。应选择儿童专属的活动区域或器械，而非成人健身器械区；进行激烈易受伤的户外运动时，或进行专业运动时，一定要正确佩戴专业护具，如轮滑一定要佩戴头盔、护膝、护肘，骑自行车一定要戴安全头盔等。购买适合孩子年龄及身高的合格运动器械及护具，有条件可聘请相关专业教练授课和陪练。

 知 识 扩 展

孩子跌倒受伤了如何应对

跌倒伤中最常见的是软组织损伤，可简单分为：挫伤（皮肤无破损，皮下淤血为主）、擦伤（表皮损伤，创面比较浅）、裂伤（创面深，出血多）。挫裂伤可以同时存在。较深开放性伤口往往需要进行清创、注射破伤风免疫球蛋白等，需要及时去医院。高处坠落伤是对儿童危害较大的跌倒性伤害，常可导致多发伤。

（1）挫伤：早期应局部冷敷，用家里冰袋或其他冷的物品，外裹干净的薄毛巾，放置在受伤部位进行冷敷。受伤超过24小时可局部热敷或涂抹红花油等活血化瘀药品。

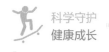

（2）擦伤：特别是有沙粒等污染时，先用自来水冲洗创面，然后用肥皂水清洗，再用纯净水将肥皂水冲干净；局部涂抹聚维酮碘（碘伏）消毒，等待创面干燥后，再予少许金霉素或红霉素眼膏涂抹创面。

（3）裂伤：多需医院清创缝合关闭伤口。送院前可先按擦伤的处理方法简单处理伤口，用无菌纱布覆盖伤口。如有出血，可压迫伤口止血。

（4）高处坠落伤：可引起严重后果，特别是从3米以上或2~3倍于孩子身高的地方坠落时。一旦发生坠落，家长不要慌张，先快速观察一下孩子跌落的环境，如地面、高度、有无物品阻隔等，搬动孩子过程中要注意保护脊椎（特别是颈椎），快速送医，且送医过程中不要进食、喝水。

 误区解读

孩子摔倒时容易摔伤头部，因此只要摔伤，就应马上带去医院

与成人相比，孩子的头部占身体比例大，受伤后容易出现头部损伤。但是，并非所有的跌倒伤都需要马上带去医院。跌倒后要观察孩子的精神反应如何，有无呕吐、头痛、哭闹、烦躁不安、精神弱、嗜睡、食欲减退等异常反应。简而言之，如果伤后出现与平时不一样的表现，就要及时就医。需要注意的是，儿童颅脑损伤不像成人那样会快速表现出来，故伤后须密切观察48~72小时。

溺水

乐乐是个8月龄的漂亮小宝贝，最喜欢妈妈每天给她洗澡了。这天妈妈又在给乐乐洗澡，电话铃突然响了。妈妈把乐乐放在澡盆里的浴网上，就去接电话了。原来是爸爸来电话让妈妈帮他找一个重要的东西，妈妈赶紧跑到书房里帮爸爸找了出来，又告诉了爸爸。等妈妈忙完突然想起来乐乐还在澡盆里，迅速跑过去，发现乐乐脸朝下趴在澡盆里溺水了。

 小课堂

溺水

溺水是威胁我国1～14岁儿童生命的第一杀手。溺水除了可能致死，还可能导致严重的神经系统缺陷或长期后遗症，造成家庭和社会的巨大负担。只要有水，儿童就可能溺水。对小婴儿而言，水深2厘米即可溺水，溺水2分钟即可窒息。因此，预防和正确救治溺水儿童十分重要。

 知识扩展

1. 宝贝喜欢玩水，怎么能预防溺水呢

溺水是无声且快速的，必须加强儿童监护和安全教育，监护人应做到有效看护、伸手可及。家中是溺水最常发生的场所，尤其是

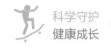
低龄儿童。因此，家中应做好安全隐患排查，及时倾倒水盆、水桶、浴盆、浴缸里的水；家中的水缸、水井等要加盖；给低龄儿童洗澡时，无论时间长短，一定不要将孩子单独留在澡盆内。对喜欢游泳的孩子，要嘱咐他（她）不要高估自己的游泳技术，要避开情况不明和不安全的水域或水体；去游泳池里游泳，未成年人也应有家长陪同，或结伴，游泳时要让自己处于救生员的视线范围内。游泳前应做好热身运动，不在泳池中嬉戏打闹，不做危险动作；游泳过程中一旦感觉不适，应及时上岸或向周围人示意呼救；饥饿时、饱食后、太困太累、生病时都不要去游泳。儿童青少年发现有人溺水应及时呼救，不要自行下水救援；乘坐小船或皮艇时，应穿救生衣。适龄儿童可接受游泳技能培训，掌握水上安全技能。

2. 专家说，溺水后不能盲目地将孩子倒过来控水，那应该怎么做

一旦发现孩子溺水，应立刻呼叫周围人帮助，并及时拨打急救电话。应尽快让孩子脱离水体，不要在水中进行心肺复苏或固定颈椎。一旦孩子脱离水体，应在不影响心肺复苏的前提下，尽可能脱去湿衣服，擦干身体，以防体温过低。施救者应迅速检查孩子的意识和自主呼吸。如果没有意识，无有效自主呼吸，则立即开放气道，清理口鼻内的泥沙水草等异物，给予 5 次人工呼吸，然后进行胸外按压。给予人工呼吸时要尽量保证胸廓有起伏。如孩子存在有效自主呼吸，则将其置于右侧卧位，擦干身体保暖，等待救援，同时密切观察孩子的意识、自主呼吸等。不能排除头颈部外伤者，还要尽量固定好头颈部不动，避免颈部二次损伤。

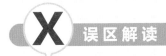

溺水应不顾一切马上展开施救

需要注意的是，施救的前提是保证自身安全，不要贸然入水救人，应及时呼叫援助，在岸上寻找可用的工具抛向落水者以帮助其漂浮。将孩子救离水体后一定不要实施各种方式的控水，也不要浪费时间去擦拭口鼻周围的分泌物，这样做会耽误救治；对于已经没有呼吸的患儿应立即实施心肺复苏。溺水的救治应尽量避免只做胸外按压，不做人工呼吸。

道路交通伤害

姐姐2岁了，她最喜欢跟着爸爸妈妈去郊外玩，尤其喜欢坐在爸爸的车上看风景。每次妈妈都抱着她坐在副驾驶的位置上观赏车外的景色，视野真是开阔啊！可是今天爸爸开车的时候突然追尾了。前排的安全气囊一下子就打开了，直接击打到姐姐的头面部，姐姐受伤严重，陷入了深昏迷。

道路交通伤害是我国0~14岁儿童的第2位死因，15~19岁青少年的第1位死因。步行和乘坐机动车是儿童道路交通伤害致死的主要方式，伤害形式以挫伤、擦伤、骨折、脑震荡或脑挫裂伤等为主。道路交通伤害导致脑损伤中以1岁以下的婴儿最多见，其次为1~4岁儿童。

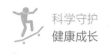

 小课堂 ··

发生道路交通事故应该怎么做

首先应立刻拨打急救电话，如果因为紧张忘记了交通事故报警（122）、高速公路报警救援电话（12122）或医疗急救（120）的电话号码，此时可以拨打任何能想起来的报警电话，如110、119等。

施救前应评估周围环境是否安全，不要在危险的环境中施救。如果周围环境存在危险，应尽快将伤者转移至安全处。搬动时，如怀疑脊柱损伤，应确保在转移过程中保持脊柱固定不动，托住孩子臀部和腰背部，保持头、颈、躯干处于同一水平线上；切忌使用背部悬空或躯体屈曲的方式搬运孩子；尤其是颈部，可用衣服等织物固定住颈部后再搬动。如有骨折，不要随意搬动，可酌情使用现场材料固定患肢后搬运。

现场首要的是尽快判断孩子的神志和是否存在有效自主呼吸，如有效自主呼吸消失，应争分夺秒开始心肺复苏。如果可以，尽量给予人工呼吸，如果不能提供人工呼吸，只进行胸外按压也有帮助。如神志清楚，让孩子处于右侧卧位，或平卧位、头偏向一侧，等待救援，同时密切观察孩子的意识、面色和呼吸情况，并保持呼吸道通畅。

认真查看孩子有无明显的创伤，如有明显出血，则立即压迫止血；如有头面部创伤，应注意清理口鼻腔异物，保持呼吸道通畅。不要随意抱起孩子并摇晃其头部，避免加重颈部、脊椎损伤。如有异物扎入身体，切忌拔出；如有脏器脱离身体，不要还纳，让医务人员处置；如孩子的牙齿脱落了，应小心用手捏住牙冠捡起牙齿，不要触碰牙根，如果牙齿不能马上复位，可将脱落的牙齿放在舌头下面，或放在牛奶或自来水杯内，尽量在 30 分钟内赶到医院请医生处理。

 知识扩展

如何预防儿童道路交通伤害

　　预防道路交通伤害需要全社会都遵守交通规则，杜绝违规行为。12 岁以下或身高 140 厘米以下儿童不得坐在机动车前排，未满 12 岁者不得自行骑车上路，未满 16 岁者不得骑电动自行车上路。儿童骑行、玩滑板（车）时，应正确佩戴合适的安全头盔。儿童乘车时，应根据年龄正确选择并使用安全座椅、增高坐垫、安全带等约束系统；切忌怀抱孩子乘车；乘车时不要将头、手等探出天窗或窗外；行车过程中最好不给孩子进食，特别是果冻、坚果或棒棒糖等；上车后锁好儿童锁；无论时间长短，都不能将孩子独自留在车中。

　　加强安全教育，提高儿童的危险识别能力和自身在环境中的醒目性。可给儿童穿着白色或颜色鲜艳的衣服或反光服，以提高周围人的关注度。教育孩子不在车前猛跑，不在车库内、汽车附近尤其是车头车尾等盲区玩耍；过马路走人行横道或过街天桥；走路不看手机或书，不在马路上嬉戏打闹；乘车时应坐稳扶好并系安全带，不要玩闹。

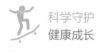
 误区解读

道路上车辆很多，为预防儿童道路交通伤害，可以让孩子在车库中玩耍，因为那里的车辆都停着，即便是在行驶中，其车速也很慢，较为安全

错误。儿童不应在车库内，汽车附近尤其是车头车尾等处的盲区玩耍，以免受到伤害。任何车辆出行的道路均可发生交通安全事故。

小故事

在森林里生活着快乐的兔子一家，一天兔妈妈让它的宝宝小乖和小晶去打酱油。路上小乖仔细看着车，生怕不小心撞上，而小晶嫌弃小乖走得太慢。它发现汽车很快，就抓住一辆汽车后面，小乖让它快松手，它却说小乖是胆小鬼。

小晶正高兴时，汽车突然一个急刹车，没等小晶反应过来，它就被撞伤头部，送去医院了，虽然受伤不重，但也好几天不能下床，身上裹满了纱布。受伤的小晶告诉我们一定要注意交通安全，文明出行，过马路一定要看红绿灯。

烧烫伤

随着对儿童伤害预防意识的提高，儿童严重烧烫伤病例逐渐减少，但小面积轻度烫伤仍不少见。

小杰最喜欢家里的饮水机，觉得它太神奇了，一按就有水流出来，还可以喝。他很想自己操作一下，可妈妈就是不让，还嘱咐他离机器远一些。终于有一天，客厅里没人，小杰自己按下了按钮，还把小手放到了出水口。没想到流出的水特别热，小杰的手被烫得皮肤都红了，还鼓起了水疱。小杰又疼又怕，大哭起来。如果您是小杰的家人，应该如何处理呢？

 小课堂

1. 如果不慎烫伤，怎样正确处理

小面积烧烫伤后，应尽快给创面降温，以降低热损伤的程度，并缓解疼痛。①首先用冷水冲洗创面，反复冲洗降温 10～15 分钟；②如果创面外有衣服，反复冲洗后，可小心脱掉表面的衣物，如果无法脱掉，可直接剪开，注意不要强行撕拉衣物，以免破坏创面的皮肤；③观察创面情况，判断伤情，明显的烫伤需要送院治疗。

家庭发生烧烫伤还需注意的处理原则：①如皮肤无破损，只是颜色发红，则无须涂抹药物，用凉水浸泡创面 15～30 分钟，直至皮肤颜色缓解，孩子疼痛明显减轻。②如果皮肤表皮出现水疱或破

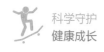
损，但面积非常小，可直接浸泡降温，待患儿平静且疼痛减轻后，局部碘伏消毒或外涂烧烫伤药膏，然后用无菌纱布覆盖即可；注意不要自行将水疱挑破，也不要自行撕掉烫伤处的褶皱皮。③如果烧烫伤面积比较大、深度较深，应立即送医。④不要在创面上涂抹酱油、牙膏、香油等物品，以免污染创面，导致感染。

2. 怎么判断烧烫伤面积及程度

烧烫伤面积可按伤者自己并拢手掌的面积算，一个并拢手掌是 1%，一般烧烫伤面积 ≥ 5% 时需就医，即孩子五个并拢手掌大小的创面就需及时就医。烧烫伤程度分为Ⅰ度、浅Ⅱ度、深Ⅱ度及Ⅲ度。Ⅰ度最轻，是最常见的烧烫伤，Ⅰ度不计入烧伤面积。Ⅲ度最重，但局部疼痛反而减轻，常需手术治疗。

 知识扩展

1. 烧烫伤后一定会留瘢痕吗

烧烫伤后是否会留瘢痕，与烫伤程度有关。Ⅰ度烧烫伤不留瘢痕；浅Ⅱ度烫伤如果处理得当，没有伤后感染，一般也不留瘢痕；深Ⅱ度及Ⅲ度烫伤留瘢痕的概率比较高，特别是Ⅲ度。

2. 怎么才能减轻瘢痕

首先要通过伤后早期的降温处理来减低损伤程度，前面提到Ⅰ度和浅Ⅱ度烫伤基本不留瘢痕。一旦烧烫伤程度深，即使是小创面，也要尽早就医（伤后3周内），通过弹力绷带压迫、药物、手术等专业的手段，尽量减少瘢痕生成。

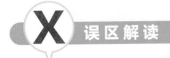

烧烫伤积极治疗后就不会留瘢痕

烧烫伤后是否留瘢痕主要看烧伤程度，积极治疗仅能起到减少和抑制瘢痕的作用。

急性中毒及误服

4岁男孩亮亮活泼可爱，天生是个"吃货"，平时不管什么东西都喜欢往嘴里塞。有一天，他发现桌子上有个小瓶，打开后里面都是小片片，舔了一下居然是甜的，就一颗一颗地吃了起来。爷爷刚巧从厨房出来，发现亮亮手里拿着自己的降压药。药是一早刚买回来的，到家后直接放在桌上没来得及收好，结果被孩子吃了。爷爷发现少了近半瓶药，心急如焚，怕孙子万一有个闪失，赶紧送孩子去医院。

儿童急性中毒和误服是我国0～14岁儿童非故意伤害的第3死因。由于孩子好奇心重、自我防护意识弱，加上家长疏于照看，各年龄段的孩子均可发生急性中毒和误服，但高发年龄为0～4岁（误服为主）和青春期（自服为主）。如何预防和正确处置急性中毒及误服十分重要。

小课堂

发生急性中毒及误服应该怎么做

一旦发现或怀疑孩子误服药物，家长不要责备孩子，应尽快弄清服用的药物、时间和大致剂量，然后携带剩余药物、呕吐物、药瓶等尽快就医。

如果是无腐蚀性药物，可酌情给孩子多饮水，不建议催吐，尤其是小婴儿和神志不清楚的孩子严禁催吐。如果是腐蚀性药物，或已出现神志不清，甚至抽搐等，严禁催吐，更不要口服任何食物或水，应立即前往医院。

摄入过量药物后，孩子出现以下情况，必须及时就医，如消化道症状（恶心、呕吐、腹痛、腹泻）、呼吸道症状（咳嗽、喘憋）、神经系统症状（意识不清、爱睡觉、异常兴奋或烦躁、抽搐）等。青春期的儿童如主动服药过量，除了进行上述观察和就医外，应进行心理疏导，请心理医生介入。

孩子误服家庭日用化学品后，前往医院就诊需要携带外包装。如果为腐蚀性日化品（酸或碱性），包括浓缩型衣物清洁剂、管道疏通剂、洁厕灵、消毒液等，可能引起食管灼伤，必须立即就医。不要喝水、牛奶或其他饮料。

 知识扩展

如何预防儿童中毒及误服

80%以上的儿童中毒或误服发生在家中，所以预防要首先从家庭做起。监护人须妥善放置家中的药物、保健品、有毒物品等，将其置于儿童不易触及的地方，仅仅做到"拧紧瓶盖"是远远不够的，最好用安全瓶盖代替一般瓶盖。吃完药后应及时收纳药瓶，不要放置在大人觉得方便可取的地方。家中应及时清理不需要、过期的药物或包装类似的药物；成人和儿童药物应分开存放，以免拿错。

监护人看错药品剂量或药品名称而导致孩子急性中毒的事件也不少见。给孩子服药前，监护人应认真核对药物、仔细阅读药品说明书及医嘱后再给孩子喂药。很多儿童药品的口感很好、包装可爱、色彩鲜艳，难以与食物或玩具区分，会让孩子模糊药物的本质属性，误将药物当成糖浆、糖果或玩具。因此，监护人要用正确的名字来称呼药品，明确告知孩子吃药的目的以及药物的作用，清楚告知孩子不能随意尝试药物。家长不要将药叫成"糖"来"迷惑"孩子，也不要赋予药物本不具有的功能。

除药物外，家庭日化用品也须妥善存放，如洗衣液、管道疏通剂、蚊香液、洁厕灵、煤油及强酸强碱等。尤其不要把上述开封过的液体装在普通玻璃瓶或饮料瓶中，以免被孩子错当成饮料而饮入。

 误区解读

孩子误服药物先批评、再打一顿，让孩子记住不能乱吃药

一旦发现或怀疑孩子误服药物，家长应尽快弄清具体药物、服用时间和大致剂量，携带药瓶等及时就医，不延误抢救时间，不能因情急责备孩子而延误就医。

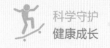

触电及电击伤

周日上午，爸爸去菜场买菜，妈妈和军军在家中。妈妈去厨房准备午饭，军军一个人在客厅自己玩。正切着菜，妈妈突然听到客厅传来一声尖叫，赶紧冲进客厅，只见军军直挺挺地躺在地上，表情惊恐，手里握着一把铜钥匙，过了一会儿才哭出声来。原来他拿着钥匙玩耍，看着地上有个接线板，把钥匙捅进通电的接线板插孔中，瞬间触电。妈妈发现军军的右手示指和拇指各有一道黑色的焦皮，赶紧带他去了医院。

儿童触电及电击伤在家庭日常生活中并不少见，大多因孩子玩弄电器、电插座、开关、电线、无意接触不安全的电气设备、踩到带电的电线等方式而发生，少数由于雷雨时被雷电击伤。

小课堂

发生触电及电击应该怎么做

人体受到电击时，可引起皮肤和皮下软组织烧灼伤，甚至心跳、呼吸骤停而致命。发现孩子触电倒地时，施救者一定先要确保自己和施救环境安全，不要将自己置于触电的危险之中。例如，不能与触电者共处同一水体中。在确保安全的前提下，首先切断电源，关掉电源开关；如一时找不到电源开关，可用不导电的物品如干燥的木棒、竹竿或橡胶等制品将孩子身上的电线快速挑开，但不要把挑开的电线甩到他人身上，避免再次伤害。

一旦脱离电源后，施救者应第一时间评估孩子的意识。如果意识丧失，立即大声呼救请人帮忙，或直接拨打120急救电话，同时将孩子平放在环境安全的硬板或地面上，评估其自主呼吸，如自主呼吸消失或无有效自主呼吸，则须立即启动心肺复苏。如有自主呼吸，要注意保持呼吸道通畅。如电击伤很轻，皮肤烧伤面积小，损伤浅表，可予伤口降温，如使用清洁的凉毛巾等；同时观察伤口有无渗出，可酌情涂抹抗生素软膏和烫伤膏，舒缓皮肤和预防感染。如伤口较深，创面较大，应立即送医，途中应用干净绷带或纱布覆盖烧伤处，避免污染；如果伤口出血不止，应加压包扎或直接按压止血。

电击后的皮肤创面不要涂抹牙膏、草灰、酱油、香油等物质，因为不仅对创面无益，还可能污染伤口导致感染，并干扰医生评估伤情。如果发生了电灼伤，应及时脱掉孩子烧焦的衣物、局部降温以防进一步热损伤。触电/电击后，即便孩子一般情况尚可，也应到医院让医生全面评估孩子的情况。

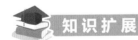

知识扩展

如何预防触电及电击发生

监护人要对孩子进行安全教育，讲解安全用电知识。明确告诉孩子不要触碰带电物体，包括电线、插座等；不用湿手触碰电器或电源，不用湿布擦拭未关闭电源的电器；不要将金属物品或小手伸入插孔内。电源插排应放在孩子触碰不到的地方。家中所有插座、插排最好用安全保护盖覆盖。家中要购买合格电器及插排，并定期

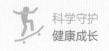
检查电线、电路和电器，当有漏电、绝缘老化或其他损坏时，应及时更换。洗澡间等潮湿环境里使用电器要小心。在户外，不要让孩子离开监护人视线，远离供电设施（如电线、配电箱等），不要攀爬电线杆，不要在有电线的地方放风筝。雷雨天气尽量不让孩子在外面玩耍。监护人可以教孩子识别电力安全警示标识，指导年长儿童逐步安全、正确地使用家中的常用电器。

 误区解读

孩子发生触电后，立刻用手把孩子拉走

对触电的孩子进行施救时，一定要避免施救人员受伤。切记不要用手牵拉已触电的伤者，因为可能会使施救者本人也发生触电，造成更大的伤害。

动物（狗、猫）咬伤

4 岁的小美是一个特别有爱心的小朋友，经常给小区内的流浪猫送食物。这天小美妈妈带她去朋友家玩。朋友家里养了一条小狗，小美开心地去逗小狗玩。没想到小狗一口就咬住了小美的耳朵，小美疼得大哭起来。听到哭声连忙赶到的小美妈妈和朋友吓坏了，赶紧赶走小狗，但小美的部分耳朵已经被撕咬下来，吓得妈妈赶快将小美送到医院。

热爱小动物、喜欢和小动物玩耍是孩子的天性，饲养宠物也有助于培养孩子的爱心和责任感。在玩耍和饲养过程中，难免发生被动物咬伤的情况，家长应掌握正确的处理方法。

 小课堂

如何预防被动物咬伤

狗咬伤是医院最常见的动物咬伤，以 5~9 岁男童最为多见。家长应约束孩子不要随意去挑逗小动物，特别是与自己不熟悉的动物；远离流浪动物、无牵引绳的犬及烈性犬（烈性犬并非单以体型大小衡量）；不可让低龄儿童与小动物单独相处；家中不饲养烈性犬，如比特犬等。

 知识扩展

被动物咬伤后，伤口怎么处理

浅表伤口先用流动水冲洗，然后用肥皂水清洁，再用纯净水或生理盐水冲洗创面，最后用碘伏消毒。较大、较深的伤口则需就医处理，特别是头面部的伤口。需要注意的是，猫咬伤创面多在四肢，且常常比狗的咬伤更深，更容易引起感染。

与其他原因致伤的创面需要及时缝合关闭有所不同，部分动物咬伤的伤口需延期关闭以减少感染的风险。由于面部美观的重要性，猫狗咬伤造成的面部撕裂可行及时闭合。躯干、手臂或下肢单纯撕裂性的狗咬伤可选择延迟闭合。不同的伤口如何处理更好，医生会视孩子具体情况而定。

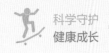

 误区解读

被猫狗咬伤必须打破伤风类毒素 / 破伤风免疫球蛋白和狂犬病疫苗

被动物咬伤后是否需注射破伤风类毒素或破伤风免疫球蛋白，要根据孩子既往接种疫苗及伤口情况决定。如已完成百白破疫苗全程接种，小的清洁伤口无须预防注射破伤风类毒素 / 破伤风免疫球蛋白，正规处理伤口即可；如接种的百白破疫苗少于 3 剂、注射情况不详及最后一次注射超过 10 年，则须注射破伤风类毒素。其他类型咬伤伤口，如百白破疫苗注射少于 3 剂或注射情况不详，则须注射破伤风免疫球蛋白预防破伤风。如果最后一剂百白破疫苗注射时间超过 5 年，须注射破伤风类毒素。如孩子有严重免疫功能缺陷，无论是否接种过疫苗，均须注射破伤风免疫球蛋白。

家长通常会纠结，孩子被狗抓了，用打狂犬病疫苗吗？一般来说，定期检疫的家养猫狗且无破损皮肤或黏膜接触猫狗的唾液，同时咬伤后 10 天内动物无狂犬病发作或异常表现，无须接种狂犬病疫苗，否则就要接种。初次接种疫苗，要全程接种；曾经接种过狂犬病疫苗者，接种 2 针即可。

异物卡喉的预防和紧急处理

1 岁的东东是全家的开心果。最让奶奶得意的是，东东从 10 个月开始就会吃东西吐核了。奶奶总向街坊邻里炫耀说："看我家东东，多聪明，这么小就会吐核了。"东东喜欢吃甜甜的水果，所以奶奶经常给东东吃带核的龙眼和荔枝。有一天，奶奶又在给东东喂龙眼，吃着吃着，东东突然就张着嘴，发不出声音，表情痛苦，脸色变得难看。奶奶一下慌了神，赶紧呼喊求助，等东东爸妈开车将他送到医院的时候，东东已经全身青紫，呼吸、心跳都没有了。

孩子进食、口含食物或其他小物件时嬉笑、打闹或啼哭，容易发生异物吸入。儿童异物卡喉的高发年龄为 5 岁以下，尤其是 3 岁以下，80% 以上都是坚果类异物所致。

 小课堂

发生异物卡喉应该怎么做

一旦孩子发生异物卡喉，要第一时间（可求助周围人）拨打急救电话：监护人应尽快评估孩子是否发生了呼吸道完全梗阻：如异物较小，进入呼吸道后引起呼吸道不完全梗阻，孩子常表现为剧烈呛咳，伴或不伴呼吸困难，须立即就医，并告知医生孩子有异物吸入病史；呼吸道完全梗阻时，孩子会表情痛苦、不能发声、无效咳嗽（有咳嗽动作但没有声音），继而出现极度呼吸困难、面色青紫、烦躁不安，如不及时处理，孩子将很快丧失意识、心跳停止甚至死亡。因呼吸道完全梗阻进展迅速，监护人须立即开始现场急救。

当明确为呼吸道完全梗阻时，应判定孩子神志是否清楚，如果意识丧失，应启动心肺复苏；如神志清楚，予以"海姆立克急救法"救治。

根据不同年龄实施的海姆立克急救法分别为：**①婴儿（1 岁以下）使用背部叩击法或胸部按压法**。施救者取坐位，让孩子脸朝

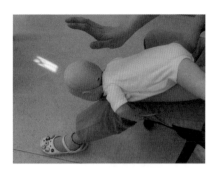

1 岁以下海姆立克急救法——
背部叩击法

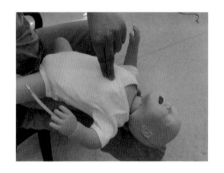

1 岁以下海姆立克急救法——
胸部按压法

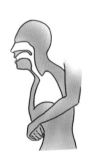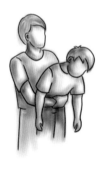

1 岁以上海姆立克急救法

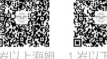

1 岁以上海姆   1 岁以下海姆
立克急救法   立克急救法

下，一手托住其下颌固定患儿的头部并保持颈部平直（气道开放），施救者的前臂置于同侧前伸的大腿上使孩子始终处于头低臀高位，另一手掌根用力拍击孩子两肩胛骨之间 5 次。然后，将孩子翻身转换为仰卧位。翻转后，施救者支撑孩子躯体的前臂置于同侧前伸的大腿上，并用另一手的双指在孩子两乳头连线中点处做 5 次快速向下的胸部按压。然后查看口腔中有无异物，如有，须小心取出。在翻转、叩击和按压期间均保持孩子处于头低臀高的体位。②**1 岁以上儿童采用腹部冲击法**。施救者站在或跪在患儿身后，将一脚伸入患儿分开的双腿之间，并将双手臂自被救者腋下环抱其躯干。施救者一手握拳，虎口拳眼位于被救者肚脐上方 2 横指的腹部正中线处，另一手包住该拳，然后快速用力地向患儿上腹部后上方做推压的动作，推压过程中不要挤压剑突或肋骨。每一次推压都要干脆、有力、明显。反复推压至异物排出或患儿意识不清而停止。

在施救期间，若听到孩子咳嗽声或哭声，提示呼吸道完全梗阻的情况被解除，可尽快前往医院就诊。如果孩子出现意识障碍，则随时开始心肺复苏。

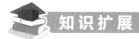 知 识 扩 展

如何预防异物卡喉

婴幼儿咀嚼能力差、咽反射保护功能不健全，如果有不良的饮食习惯，容易使未嚼烂的食物呛入呼吸道。因此，孩子吃东西时不要逗弄、追喂孩子，不要在孩子笑或哭闹时投喂食物，让其养成细嚼慢咽的好习惯。不给 3 岁以下的孩子吃整粒坚果或进食小果冻，如须喂此类食物，可将坚果打碎或磨成粉后食用；不给 3 岁以下孩子吃核较大的带核水果，如龙眼、荔枝等，如须喂食此类食物，应去核。即便是 4 岁及以上的孩子，在最初食用整粒坚果时，家长也应嘱咐孩子慢慢咀嚼，以防呛噎。不要让未成年人给家里的小宝宝喂食。不要给低龄儿童玩有小零件或容易拆卸的玩具或其他物品，如纽扣电池、笔帽、小橡皮等。加强安全教育，明确告诉孩子不能把东西往鼻孔里塞，不能吃的东西不能含在嘴里。

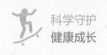

误区解读

发生异物卡喉时应立即将孩子送往医院

　　如果异物卡喉导致呼吸道完全梗阻，应现场施救，否则可能延误抢救时机。当判定为呼吸道完全梗阻后，应判定孩子神志是否清楚，如果意识丧失，则应启动心肺复苏。

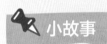

小故事　　**应用海姆立克急救法挽救生命**

　　小天和妈妈回姥爷家去玩，桌子上刚好放着很多糖果，姥爷就给孩子吃，结果惊险的一幕发生了：小天突然脸色大变、大口喘气，想要咳嗽却咳不出来，姥爷看到后吓坏了，立刻给他拍背，未果，接着给他喂水，小天脸色更难看了。小天的妈妈被人喊进来，看到这一幕，立刻给小天实施"海姆立克急救法"，经过一番努力，一颗比枣核还大的硬糖果从小天喉部伴着一些黏稠液体喷出，小天的脸色立刻红润起来，总算有惊无险！

　　这全得益于小天的妈妈是母婴健康从业者，之前学过"海姆立克急救法"，当时她也吓坏了。如果没有这些急救知识，后果将不堪设想。

婴儿窒息

　　丁丁出生在冬季，现在 2 个月大了，爸爸妈妈总担心他着凉。中午喂丁丁吃完奶后，妈妈躺在床上盖着羽绒被哄丁丁睡觉，自己也慢慢睡着了。一觉醒来，发现羽绒被盖在丁丁脸上，她赶紧一把掀开被子，看见丁丁脸色发紫，呼吸微弱。好在妈妈曾经学习简单的急救知识和技能，连忙口对口做了几下人工呼吸，丁丁哭了出来，脸色转红润了。

窒息是我国 1 岁以下婴儿的主要死亡原因，可因意外或基础疾病引起。常见原因包括机械窒息或胃内容物反流等。

 小课堂

发生婴儿窒息应该怎么做

3～4 个月龄以下婴儿，除了可适当转头外，多数不会翻身，不会拿握东西，任何东西覆盖住口鼻后，他们都可能无法自行摆脱，时间一长就可能导致窒息、缺氧，甚至死亡。监护人一旦发现孩子出现面色苍白或青紫、意识丧失、呼吸减慢或停止、四肢僵直或变软，首先应立即去除引起窒息的原因（如罩住孩子口鼻或勒住孩子颈部的物品），拨打 120 急救电话呼救，并在急救人员的电话指导下开展急救。

监护人应判断孩子神志是否清楚。如果意识丧失，立即判断有无有效自主呼吸，如有效自主呼吸消失，则立即给予胸部按压和口对口人工呼吸。如果孩子神志清楚，则应保持呼吸道通畅，可将孩子平卧且头偏向一侧，以防呕吐后误吸导致再次窒息可能。等待医疗救援期间，监护人要密切观察孩子的意识、面色和呼吸情况。

需要提醒的是，窒息发生时，监护人一定要冷静，不要惊慌，不要用力摇晃孩子或倒提起孩子，也不建议家长直接抱着孩子就往

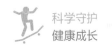
医院跑。因为这些做法不仅不能帮助孩子，反而可能造成其他严重
伤害并延误救治。

 知 识 扩 展

如何预防婴儿窒息

监护人应该学习安全睡眠相关的知识。建议所有婴儿（包括早
产儿及存在胃食管反流的婴儿）睡觉时均采取仰卧位，不推荐侧卧或
俯卧位睡觉。孩子睡觉时，不要在婴儿床上堆放任何可以挪动并可能
盖住孩子面部的物品，如松软的枕头和被子、大的毛绒玩具、毯子、
塑料包装袋等，以免孩子翻身时被这些物品缠住或遮住口鼻导致窒
息。婴儿睡觉时，不能用任何物品遮盖其头部，建议与父母"同室不
同床"。婴儿最好睡在专门为婴儿设计的床、摇篮或其他床面，不要
将婴儿车、婴儿摇椅作为孩子日常睡觉的场所。如果孩子发生了不明
原因的反复窒息、青紫发作，一定尽快到医院做详细评估，明确
原因。

 误 区 解 读

婴儿应该和父母同睡一张床方便被照顾

婴儿睡觉时，应该与父母"同室不同床"，不应该睡在父母床
上或与父母同睡一张床，最好睡在专为婴儿设计的婴儿床、摇篮或
其他床面，以防止父母翻身压住婴儿。

忽视与虐待

9 岁亮亮的父母常年在外打工，他一直跟奶奶生活在一起。寒假的时候，亮亮的父母回老家发现孩子突然变得特别沉默，不爱说话，就像变了一个人似的。亮亮妈妈晚上把亮亮拉到自己的屋里耐心地询问到底发生了什么，亮亮还没说话就哭了。妈妈后来才知道，有一天亮亮放学回家的路上，被同村的一个大人拦住要钱，还被摸了屁股和阴茎。亮亮妈妈生气极了，立刻报了警。

虐待可对儿童的身体、行为和心理方面造成短期和长期负面影响。几乎所有儿童青少年的常见精神障碍都与虐待经历有关。儿童虐待包括躯体虐待、性虐待、精神虐待及各种类型的儿童忽视。

 小课堂

1. 什么是儿童忽视

儿童忽视是指任何导致儿童严重身体和 / 或情感伤害或死亡，或使儿童面临此类伤害的行为或不作为，即看护者或承担监护责任的成年人在满足儿童身体和心理需求方面未尽到最低程度的照护。儿童忽视是最常见的儿童虐待形式，包括躯体忽视、监护忽视、情感忽视、安全忽视、教育忽视、医疗忽视和社会忽视等。

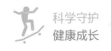
2. 如何判定孩子是否遭受他人虐待

如果有明显的躯体伤害和相关病史，儿童虐待或忽视的判定比较容易。若无明显伤害和病史，则需监护人认真观察，如果孩子突然发生行为或情绪的变化，应警惕虐待的可能，包括：孩子的性情突然发生剧烈变化，如突然呈现愤怒、紧张、少语、抑郁、焦虑等；睡眠障碍，发生夜惊、失眠或做噩梦的频次增多；饮食习惯改变，如暴饮暴食、拒食或厌食；拒绝参加集体活动；对周围人的态度发生变化，尤其是对某些人或某个地方特别恐惧；认为自己的身体"不干净"或"不好"；出现与年龄或平时不相符的行为或言语；出现自残行为；或者虐待其他儿童。

如果孩子被侵害，监护人应保持冷静，不要反应过度，做好情绪调整，并给予孩子明确积极的支持。用平静温和的态度询问孩子，鼓励他（她）将发生的事情尽量清楚地表达出来。应明确地告诉孩子：这不是他（她）的错，全部责任都应由施虐者承担；家人完全信任他（她），并会尽全力保护他（她）；他（她）及时向家长说出一切的行为是正确且勇敢的；无论何时，他（她）都可以向父母倾诉。监护人应在第一时间报警，并带孩子去医院接受医生的检查并保留好检查记录，可在检查前跟医生沟通，请医疗机构安排对虐待评估有经验的医生。应尽早启动对孩子的心理干预，监护人可以和孩子一起寻求心理帮助。

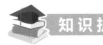 知识扩展　　　　////

如何预防儿童性虐待

性虐待可能发生在每个孩子身上，不要轻视对孩子的性健康教育，男孩女孩都需要。应明确告诉孩子"你的身体属于你自己"，帮助孩子构建身体界限。通过日常生活中的一些细节让孩子养成不随意暴露身体隐私部位的习惯，如独立洗澡、上卫生间关门、不随地大小便等。儿童应学习自我保护的技能，教会孩子在受到陌生人或不喜欢的人触碰时，要以合适的方式大声说出来，懂得如何在紧急状况下求助，以避免遭受侵害或阻止侵害继续发生。告诉孩子不能只对陌生人存有戒心，因为性侵害时"熟人"作案更为常见。对低龄儿童，可通过角色扮演的方式练习如何呼救和说"不"。监护人应告知孩子，家人之间没有秘密，任何事情都可以告诉家人。此外，还应关注网络性侵害，家长应尽量多参与孩子的学习生活，了解并指导孩子。

 误区解读

发现孩子被虐待，只要跟自己无关就不要多管闲事，只有执法机关才有权干预和制止

错误。2021 年 6 月 1 日正式实施的新修订《中华人民共和国未成年人保护法》明确规定，任何组织或者个人发现不利于未成年人身心健康或侵犯未成年人合法权益的情形，都有权劝阻、制止或向公安、民政、教育等有关部门提出检举、控告。国家机关、居民委员会、村民委员会、密切接触未成年人的单位及其工作人员，在工作中发现未成年人身心健康受到侵害、疑似受到侵害或者面临其他危险情形的，应当立即向公安、民政、教育等有关部门报告。

答案：1. A；2. A；3. ×

健康知识小擂台

单选题:

1. 不慎烫伤后，以下操作正确的是（　　）

   A. 局部冷水冲洗　　　　　B. 快速撕脱衣物查看伤口

   C. 牙膏涂抹创面消毒　　　D. 多饮水防止脱水

2. 孩子发生危险后，以下行为正确的是（　　）

   A. 如果孩子发生坠落伤或交通事故伤害，在搬动前应警惕有无脊髓损伤，一旦怀疑脊髓损伤，应在转移过程中保持脊柱固定不动，托住孩子臀部和腰背部，保持头、颈、躯干处于一条水平线上

   B. 如果孩子的牙齿被撞掉了，应该立刻捡起来，并用干净的纸或纱布擦拭掉沾染的尘土

   C. 如果怀疑孩子头部创伤，应摇晃孩子，以免孩子睡着后昏迷

   D. 如果孩子受伤严重，应在现场直接救治，不要浪费时间搬动

判断题:

3. 睡觉时，婴儿床上可以多放些孩子喜欢的毛绒玩具，方便哄孩子睡觉。（　　）

安全防护
自测题

（答案见上页）